睡眠体質は自分でつくる

最強の睡眠力

「寝つき」「熟睡」「いい目覚め」は〝おなか〟が決め手

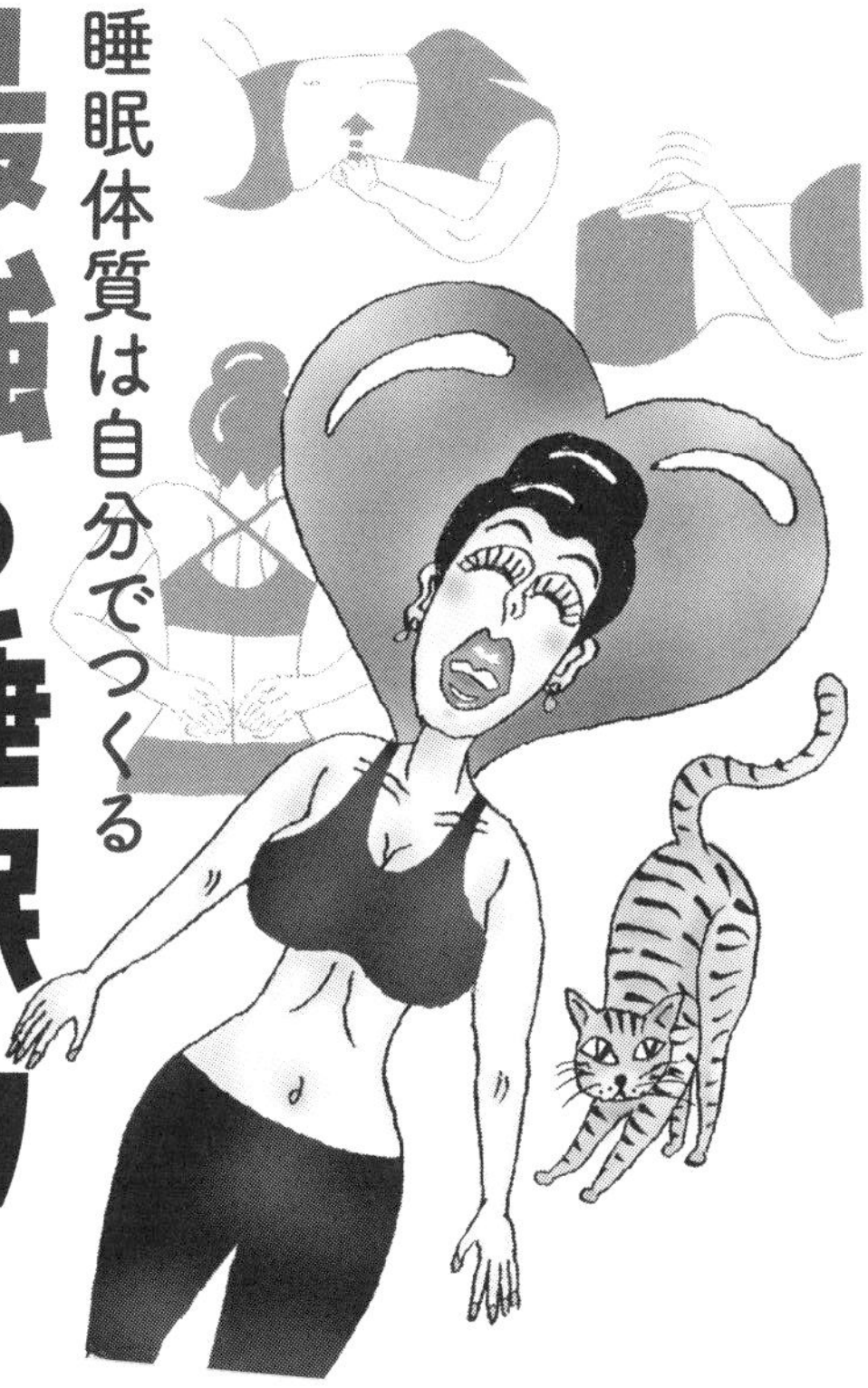

内臓整体師
三宅 弘晃

青萠堂

はじめに
『最強の睡眠力をつける技術』を徹底的かつ独創的に科学！

世の中には本当に多くの「睡眠本」が流通し、インターネットでもさまざま睡眠情報を集めることができます。しかし不思議なのは、それでも「睡眠」について悩んでいる人が、数多くいることです。

さらにはさまざまな睡眠グッズやサプリメントなどの商品も次々と開発されています。しかし世の多くの睡眠難民の人達を救うことができていないようです。それはナゼなのでしょうか。

この本の執筆に当たり、私は今一度世に出回っている「睡眠に関する本」を一通り読み直し、さらにより専門的な「睡眠学」に関する書籍や資料を調べました。中にはいい加減な情報もありましたが、いくつか本当に素晴らしい研究や資料にも出会えました。

睡眠学の歴史はまだ長くはありませんが、それでも人間の一大テーマである睡眠の研究は世界各地で進められてきたのです。偉大な先人たちの努力に頭を下げながら、あらためて睡眠について学びました。

しかし研究を進めながら、私は一つの事実に気がつきました。それは今の睡眠常識の元になる睡眠学が、その研究の大部分を「脳波」から始めていることです。

もちろんホルモンや自律神経などの研究も含めての睡眠学だと思いますが、起点であり基準になっているのはほとんど脳波のようです。つまり意地の悪い言い方に聞こえるかもしれませんが、これまでの睡眠学は脳しか見ていない、そのようにも思えたのです。

私はそこに、このなかなか解けない睡眠問題の見落としている大事なファクターがあるのではないかと思い至りました。

睡眠は脳だけのためにあるのか。いや決してそうではないはずです。身体は脳だけではなく、筋肉や骨や内臓、そして血管などの集合体ですから、睡眠はそれらのためにも大きな役割を果たしているはずなのに、その研究があまりにも少ない。私にはそこに今の睡眠学の見落としている重大なファクターを感じています。

自己紹介が遅くなりました。

私はおなかを揉《も》む整体を20年超続けている三宅弘晃と言います。一口に整体と言っても様々な方法がありますが、私はおなかを一番大事に考え、整え、さまざまな不調を解消することを仕事にしています。

私が大阪で開いている『わごいち』という整体院には、全国各地から様々な不調を抱えた人が通《かよ》って来られます。病院でも治らない、鍼《はり》や漢方や整体でも治らない、そういう人が流れ流れてやってくるところです。大体半分近くの人が大阪の外から通ってきます。

便秘や月経不順などおなかの不調もあれば、頭痛や腰痛なども解消しています。「頭や腰はおなかと関係ないじゃない？」と普通は思いますが、実はおなかは頭にも腰にもつながっていて大いに関係があるのです。だから私はおなかを中心に全身を整体することで、他では治らなかった不調を解消することができるのです。

もちろん不眠の相談もよく受けます。しかし通って来られるうちに不眠の悩みを聞くことはほとんどなくなります。いつの間にか「良く眠れる」ようになっているのです。もちろんそのかげにはこの「おなかを中心にからだ全体を整えること」が関係していることは間違いがありません。

この度、青萠堂の編集長より「寝つきの本を書けないか」と問われた時、あらためてこれまで私が救ってきた「睡眠難民」の人達のことを思い返しました。そして私が何をし、それがなぜ睡眠問題を解消したのかをじっくりと検証しながら、世の書物たちと比較研究してみたのです。

その結果、これまでの睡眠のメソッドには明らかに見落としている問題がいくつもあることに気がついたのです。それをこの本で明らかにしていきます。

まず第1章は、今の世の中に出回っている玉石混淆《ぎょくせきこんこう》の睡眠メソッドたちから「どれを信じるべきか」ということを書いていきます。

第2章では、それらの睡眠メソッドを実践しても眠れないという人のために、特に寝つきを良くする「おなか脱力呼吸法」をご紹介します。さらに第3章では、深い眠りが欲しい人のために「お白湯《さゆ》おなか温めマッサージ」をご紹介しています。この第2章と第3章のメソッドは多くの人の睡眠と健康を向上させてきた私独自のメソッドです。

ぜひトライしてみてください。

一般レベルの睡眠不足は、第1～3章までの取り組みを続けてもらえば改善していくと思いますが、中にはひどく頑固な不眠体質の方もいらっしゃると思います。そういう方には「とりあえず今夜、寝られればいい」という考えを一旦捨てて、「根本的な睡眠体質改善」が必要になってきます。あなたの気力・体力を底上げし、不眠体質を改善していく。そんな方法を第4章、第5章で紹介しています。

このように本書は、軽度な不眠から重度な不眠体質まで、段階を追って取り組みを深めながら克服していく構成になっていますので、できれば前から読み進めて〝眠活〟に取り組まれることをおすすめします。

末尾に書いていますが、夜の睡眠を決めるのは昼間の暮らし方です。つまり睡眠を考えるということは暮らしすべてを見つめ直すということです。あなたの大切な人生に本書がなんらかの寄与ができることを願っています。

三宅 弘晃

目 次

第2章　〈おなか脱力呼吸法〉で【深部体温】を整え「寝つき」と「深い眠り」を実現　59

第3章　〈お白湯《さゆ》おなか温《あたた》めマッサージ〉でデトックス　「すっきり目覚め」を実現する

カバー・本文デザイン　青鹿麻里

第1章

睡眠常識ひとまとめ
実際の効果を検証してみる

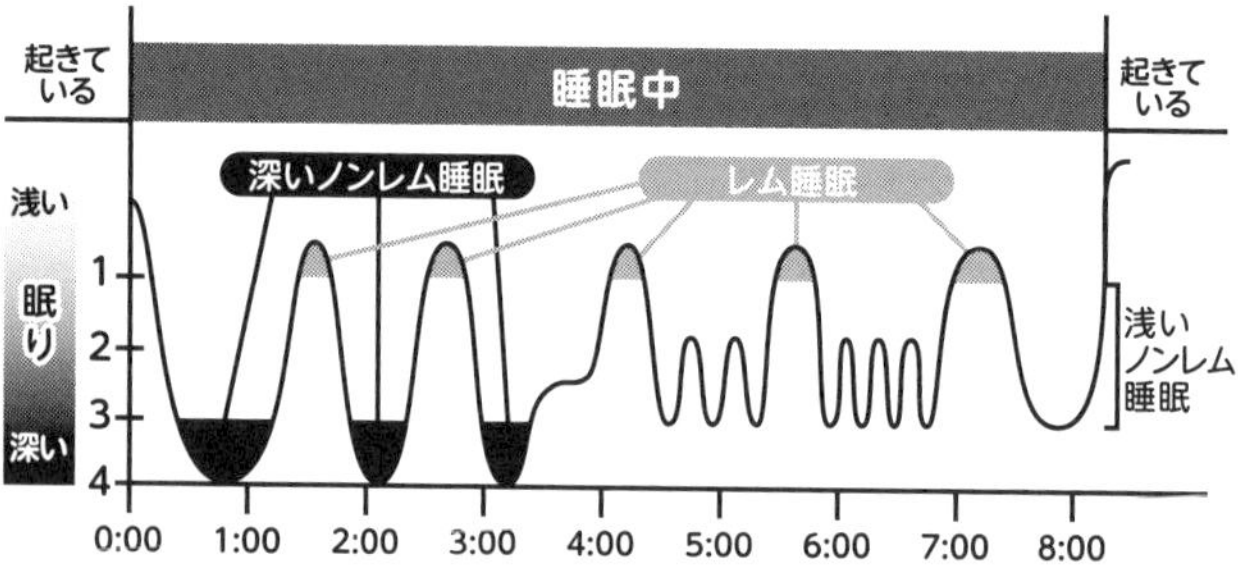

本書をはじめるにあたり、まずはこのグラフを見ておいてください。

これは寝ている時の私たちの脳波をもとにした睡眠の深さの変動を表したグラフです。

上は睡眠関係の書籍によく見られる図ですが、全体像をイメージしにくいので曲線に変換して表しています。（そして実際に私たちの睡眠は角ばった動きではなく、このように曲線的な動きのはずです）

睡眠を正しくそして楽しく理解するために、時々このグラフに立ち返りながら、本書を読み進めてもらえればと思います。

不眠には主に4つの種類がある

多くの人が悩む不眠には以下のようなタイプがあります。

①入眠障害　いわゆる寝つきが悪いというもの。床に入ってから眠るまでに長時間要するケースです。不眠症の中で最も多いタイプです。

②中途覚醒　睡眠中に何度も目覚めてしまうケースです。高齢者でよくみられます。泌尿器の病気による夜間頻尿が原因のこともあります。

③早期覚醒　予定の起床時間よりずっと早く目覚めてしまうケースです。高齢者に多いほか、うつ病でよく現れます。

④熟眠障害　睡眠時間は足りているのに、眠りが浅くて寝た気がしないというケースです。

皆さんの睡眠はどうでしょうか。どれか一つもしくは複数、心当たりがある方もいらっしゃるのではないでしょうか。

本書ではこの４つの睡眠障害、つまり「入眠障害」「中途覚醒」「早期覚醒」「熟眠障害」のすべてを取り扱い、その克服を目指していきます。

世に出回っている睡眠常識がすべて正しいわけじゃない

世の中には、本やテレビや新聞などに対する信用があります。テレビで紹介された情報だから間違いない、本に書いている内容はよく研究されているから信用できる、そのように思いたくなるところがあります。でも本当はそんなことはないですね。

ましてやインターネットで見つかる情報はもっと不確かなものが多いように感じます。私の専門分野である健康情報など、本当にいい加減なことが多いです。誰かがどこかで発信した情報をそのままコピーし、自分の情報として拡散していく人が沢山いて、そういう情報が集まっていつしか「常識」が作られていく。それを信じて実行して効果が得られなかったり、逆効果でとばっちりを受けることさえあります。あなたもそんな経験はないですか。

睡眠問題も同じようなことが言えると思います。ざっと数十冊の睡眠本を読み漁りましたが、怪しげな「常識」がいくつもあり、それがコピペされて広がっている様子も見てとれました。

これではいつまでたっても睡眠問題は解決しませんね。よってこの第1章ではまず、世の出回っている睡眠常識のうちから主なものをピックアップし、分かりやすく

Q&A形式で、私なりに軌道修正をかけていきたいと思います。

もちろん人の体質は違いますから、一概に全員に当てはまるというものではありませんが、そんな時は基本的な考え方、身体の見方として参考にしてもらえればと思います。

Q　よく眠るためには身体にフィットするマットレスがいい？

A　「背骨のカーブに沿うように身体にフィットするマットレスが睡眠に良い」という意見には一見説得力がありそうです。私たちの背骨は背中で膨らみ、腰でくぼんだS字カーブになっていますが、寝ている時もそのS字をキープすることが快眠につながるという考えです。
これは一見正しく思えますが、実際まったく逆効果ですので注意が必要です。

なぜなら私たちの睡眠は「寝がえり」することを前提にしているからです。夜中に何度も寝返りを打つことで、全身の筋肉がまんべんなく疲労回復をすることができ、また血流の循環も良くします。

そしてこの寝返りを打つためには、ある程度の敷布団の硬さが必要です。あまりに柔らかいマットレスに身体を沈めてしまうと、寝返りがうちにくくなり回数が減ってしまいます。例えば寝たきりの人の身体を定期的に動かさないと血行不良による「床ずれ」を起こしてしまいますが、寝返りを打ちにくいマットレスは「床ずれ」まではいかなくとも、血行を悪くすることに変わりはありません。それは結果的に、睡眠中の疲労回復を遅れさせてしまことになります。

敷布団やマットレスに関しては、自分の許容できる範囲で「硬め」そして「薄め」のものにすることをおすすめします。身体が慣れてきたら、さらに薄く硬くしていくのはとても良い方法です。

Q　暑くて寝苦しい時にエアコンを使うのは正解？

A　使っても良いです。夏のうだるように暑い夜はなかなか寝つけないものですからエアコンを使うことは一つの方法です。その際には喉が乾燥して傷まないようにマスクをして寝るか、加湿器を枕元に置いておくのも大事ですね。

またエアコンを使う際は、できればタイマーを1時間程度で切れるようにすると良いです。第2章で詳述しますが、人間が寝入る時に体内の熱を外に逃がす働きがあります。そして眠りにつく前から体内の体温（深部体温と言います）を下げていきますが、この時に部屋が暑いとなかなか熱が逃げなくて、寝つきが悪くなりやすいのです。

ですから寝る少し前くらいからエアコンをつけて、1時間くらいして深部体温が下がるタイミングでタイマーオフになるようにすれば、ちょうど体温とのバランスがとれるのです。どうしても暑くて寝られないという人は、軽めの冷房を1時間タイマーで使ってみましょう。

ただ最終的には、例え熱帯夜でもエアコンに頼らないで寝られるようになりたいものです。私たちの身体には天然のエアコンとも言うべき「発汗機能」が備わっています。「暑い〜アヅイ〜」と言いながら汗をぐっしょりかくうちに深部体温が下がっていき、知らぬ間に寝られるようになります。

今はエアコンに頼るのは仕方ないとしても、徐々に発汗で深部体温を下げられるようになりたいですね。その為にも本書をうまく活用して欲しいと思います。

Q　夜はどんな照明が寝やすくなるか

A　蛍光灯やLEDは視覚から脳を興奮させやすいので極力避けましょう。また照明の位置も大事です。天井の照明はあおむけに寝た時に直接目にあたりますので、全て消します。頭部から2メートル以上離した位置（例えば足元など）に間接照明や暗めのデスクスタンドを置くのが良いです。一番良くないのは枕もとのスマホです。

Q　朝に日光を浴びるといいのは本当？

A　これは専門用語でサーカディアンリズムというもので、朝起きて日光を浴びると体内時計が正確に働くようになり、結果として夜になると睡眠ホルモンが分泌され、よく眠れるようになります。季節によって太陽の動きは変わりますが、目覚めたい時間にカーテンのすき間から朝日が顔に差すように、寝床の位置やカーテンの開き具合を工夫するのは特におすすめです。

Q　就寝時のBGMと香り（ハーブ）は効果ある？

A　なかなか寝つけないときには、波の音や鉄道の音など穏やかな一定のリズムの音楽をかけると寝つきやすいのは事実です。実際に車の助手席にのるとすぐ眠くなるとか、夜行電車が意外にぐっすり眠れるという経験を持つ人も多いように、単調なBGMはひとつの有効な方法です。

また周りがあまりにもうるさい環境で寝られない人は、耳の近くでそのような穏やかなBGMをかけることで、外部の音が多少なりとも気にならなくなるというメリットもあります。

香りに関してはハーブ系などのアロマが落ち着いて眠りやすいという話があります。実際にそういう人も多いので、試してみる価値は大いにあると思います。

また睡眠には「私はこれをすれば眠くなる」というルーティンや自己暗示が効きやすいので、そういう香りを見つけられれば良いでしょう。

しかしBGMと香りにも盲点があります。それは寝つきを良くしたいが為に「あのBGMもだめ」「この香りではだめ」と神経質になり過ぎることです。そういう人ほど旅先などで「環境が変わると眠れない」と悩みを抱えやすくなります。実は睡眠問題の大きな要素に「神経質になりすぎる」ことがありますから、BGMであれ香りであれ「ちょっとプラスアルファの効果があればいいな」程度に受け止め、神経質になり過ぎないようにどうぞ注意してください。

Q　寝る前にスマホをしてても私はちゃんと眠れるんだけど⁉

A　一般的に寝る前のスマホはよくないとされていますが、中には寝る寸前までスマホをしても平気な人、むしろスマホをしている方が目も脳も疲れて眠気が来るという人も実は多いのではないでしょうか。（同じ理由でテレビを見ながら寝る人もいますね）そういう人は「スマホしても平気だよ！」と反発したくなるのではないでしょうか。

しかし残念ながらそれでも寝る前のスマホは良くありません。睡眠には「寝つき」と「深い眠り」という別のテーマがあり、スマホをして寝つけても深い眠りには大いに障害となるのです。これについては第4章で詳しく解説しますので、そちらも参考に「深い眠り」「質の良い眠り」を追求してもらえればと思います。

▶睡眠タブー集

1 ふかふかすぎる枕とベッド

身体が深く沈みこむようなふかふかのベッドや布団は寝つきこそ心地よいですが、寝返りを打ちにくくなるので NG です。

寝返りには睡眠中の筋肉の硬直を防いだり、血流をいきわたらせたりするなどの大事な役割があるので、できるだけ寝返りを打てるように、やや硬めの布団やベッドがおススメです。枕も同じです。

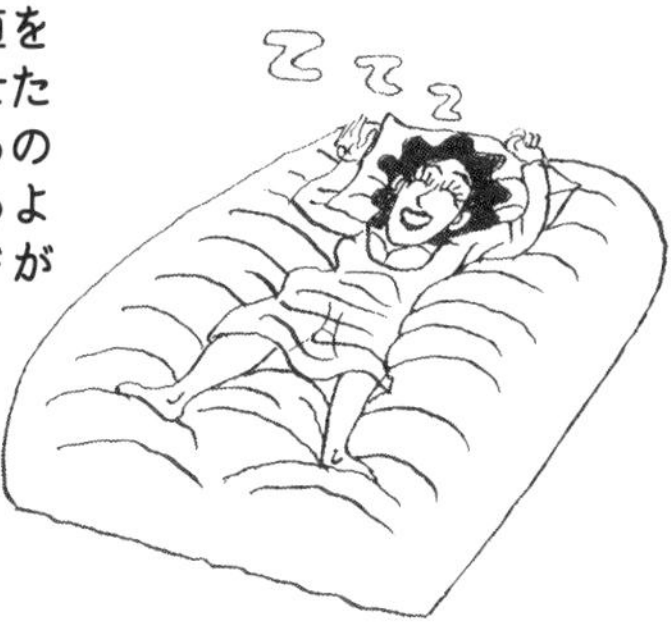

2 エアコンの使い方

熱帯夜にはなかなか寝付けないもの。

そういう時はエアコンの出番も多くなります。

決して使ってはいけないとは言いませんが、使う時はタイマーを 1 時間で切れるように設定しましょう。入眠 1 時間後には副交感神経の働きで体温は低下していますから、寝入りの時ほど暑さを感じないものです。

夜中に目が覚めてまた寝付けないときにも同じくタイマーを 1 時間後 OFF で設定して使います。

くれぐれも一晩中つけっぱなしにはしないようにしましょう。

一晩中つけていると睡眠中の疲労回復がはかどらず、翌朝に疲れを持ち越してしまうことになります。

また理想的には熱帯夜でもなるべくエアコンを使わないで寝汗をしっかりかくことです。

人間の身体には元々体温調節機能が備わっているのですから。

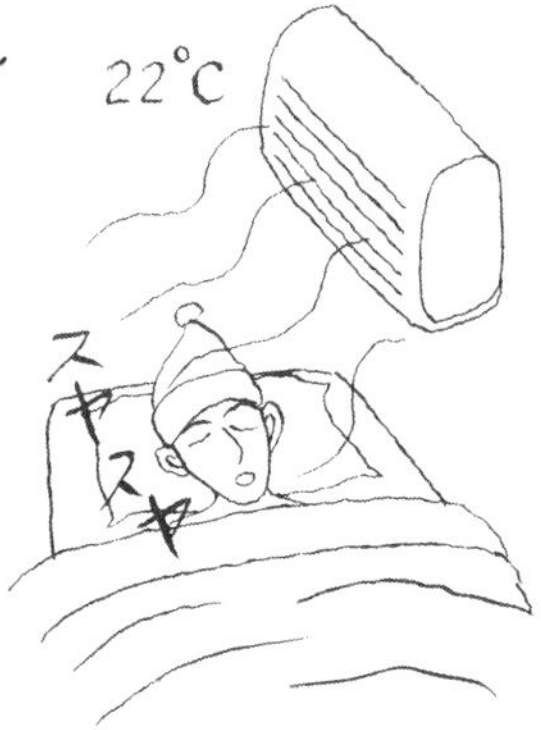

▶睡眠タブー集

3 寝る前のスマホ

寝る前に視覚を強く刺激すると脳が覚醒し、
交感神経が昂り寝つきを悪くします。
特にスマートフォンの光は刺激が強いので、
就寝２時間前くらいからは見ないように
しましょう。
また夜中に目が覚めた時につい
スマホ見てしまうと脳が覚醒し、
再び寝付くことの妨げとなります。
スマホは寝室に持ち込まないのが
一番です。

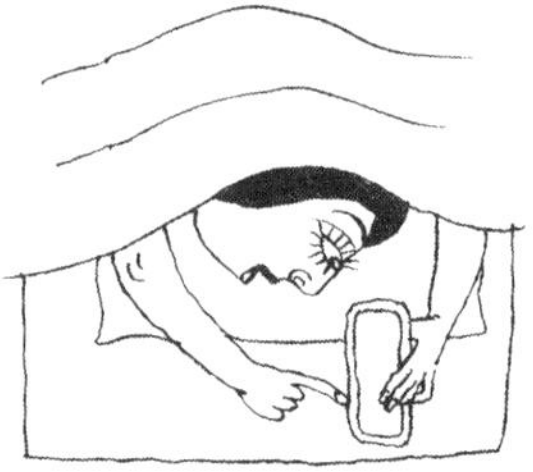

4 寝酒

寝酒をのみ、少し酔っぱらうことで確か
に寝つきが良くなることがあります。
したがって実際に寝酒をのんでいる人も
多いようです。
しかし寝酒はできるだけ避けるべきです。
なぜなら寝酒をのむことで睡眠中の
脳の修復作業と肝臓の血液浄化作業
の妨げとなるからです。
寝つきは良くなっても睡眠全体
の質は低下しますから、差し引き
大きなマイナスとなります。

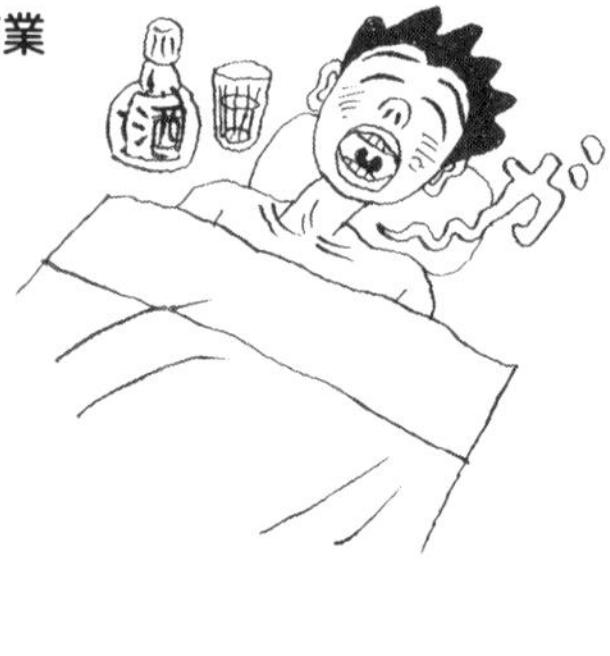

【豆知識】交感神経と副交感神経

ちょっとだけ身体のメカニズムについておつき合いください。私たちの身体は活発に活動するための「交感神経《こうかんしんけい》」と、ゆっくり休むための「副交感神経《ふくこうかんしんけい》」という二つの働きがまるで太陽と月が交互に入れ替わるように働いています。睡眠中はゆっくり休む副交感神経が優位に働いています。

「夜遅くなってもなかなか眠くならない」「布団に入ってもなかなか寝つけない」そういう時は、本来働くべきはずの「副交感神経」にうまく切り替わっていないといえます。

実はここまで紹介した布団や枕、ＢＧＭや香りなどは全て「副交感神経」が働きやすくする状態をつくるものなのです。できるだけ穏やかに落ち着いた環境に身を置くと、副交感神経が働きやすくなるのですね。

逆に光や音の刺激が強すぎるような環境だと交感神経が優位になってしまい、興奮してなかなか寝つけません。例えばパチンコ店などは光も派手で音も大音量ですが、これはお客さんが興奮して眠くならないよう交感神経を活性化する環境をつくりあげているのです。

なんとなくおだやかな環境が眠りを助けるのは当たり前に思いますが、この「交感神経」そして「副交感神経」というキーワードを心の片隅において本書を読み進めてもらうと、「なぜこれが良いのか、悪いのか」がより理論的に、そして深く理解できると思います。

Q　やっぱりカフェインや刺激物は取らない方が良いか

A　カフェインや刺激物は交感神経を刺激し覚醒効果を持ちますのでおすすめはしません。ただこれらには慣れという側面もあります。いつも通りの量ならば、そしてそれでも普通に眠れているならば、あまり神経質に避けなくても良いでしょう。

Q　夕食は睡眠の何時間前までにすませるべき?

A　夕食や晩酌を楽しむのは、寝る3時間以上前であるならばあまり気にしなくても大丈夫でしょう。

逆に寝る直前に食事と共にお酒を呑んでそのまま寝てしまうというようであれば多少問題です。

というのは、飲食後にすぐ寝てしまうと、胃の中に食べ物が残ったまま睡眠することになり、熟睡を妨げてしまったり、場合によっては睡眠中に胃酸が逆流してくる「胃食道逆流症」を招きやすくなるからです。

夜中に胃の内容物が口内までこみあげてきたり、胸やけがするような人は、寝る前の食事時間をより前倒しする、あるいは食べる量や酒量を減らすなどの対処は必要ですね。

Q　寝つきを良くするために寝酒をのむのはいいか？

A　「タブー集」でも指摘しましたが、これはできればやめた方がいいです。

寝酒をのむことで脳の働きを鈍くし、そのまま睡眠に入る効果は確かにあります。寝つきが悪くて悩んでいる人にとって、そしてなるべく睡眠薬に頼りたくないという人にとって、寝酒が一つの有効な方法であることは否定しません。

ただ寝酒で寝つきが良くなることと、睡眠全体の質が上がることは別問題だということは知っておきましょう。お酒のアルコールで脳はトロンとしても、実際にアルコールが入ってくる胃腸や、アルコール分解をする肝臓の負担は決して軽いものではありません。

さらに第3章で詳しく説明しますが、現代人の睡眠の質が悪い大きな原因に「肝臓の炎症」という問題があるのですが、寝酒をすることでさらに肝臓に負担をかけ、炎症を広げてしまうことにもなります。

今は寝酒の習慣でうまく寝られているならばすぐにやめる必要はありませんが、徐々に寝酒に頼らなくてもストンと寝つけるような睡眠力を培い、いつか寝酒をやめられるようにしましょう。本書がそのお手伝いをします。

Q　太っていると睡眠の質が悪くなるって本当？

A　肥満と不眠の関係はさまざまな研究で明らかになっている事実です。

太っている人が大いびきをかいている姿を私たちは容易に想像できるのですが、実際に肥満の人はいびきをかきやすいものです。

それは肥満の人は扁桃腺が腫れたり、咽頭や気道が狭くなって息が通りにくくなるからです。さらに舌が喉の奥に落ち込んで息が止まる「睡眠時無呼吸症候群」になることも多いものです。

本人はぐ~すか寝ているつもりでも、身体の疲れが抜けないまま朝を迎えてしまう。太っている人の睡眠の質は悪くなりやすい。これは動かぬ事実ですね。

次章からは睡眠力を高めるためのさまざまなメソッドを紹介していますが、これらはダイエットやメタボ改善にも効果がでているものなので、ぜひ実践して体重減と睡眠力アップを実現しましょう。

Q　バナナや牛乳をとると寝つきやすくなるって本当?

A　バナナや牛乳を摂るとよく眠れるという情報を目にしたことはないでしょうか。他にも青魚や赤身の肉、豆類や海藻類、玄米なども良いという情報が出回っています。なぜこれらの食品が推奨されるかと言えば、この中にはトリプトファンというアミノ酸を含んでいるからです。

このトリプトファンは、セロトニンというホルモン物質の材料となり、さらにこのセロトニンからメラトニンという「眠りを呼ぶホルモン」が作られます。だからトリプトファンをたくさん取れば、メラトニンが増えてよく眠れる、という説があります。

では実際にこれらの、バナナや牛乳や肉などを食べれば良く寝られるのか？

残念ながら答えはＮＯです。

効果がないというその根拠は、摂取したトリプトファンがそのままメラトニンになる、という簡単な話ではないからです。

トリプトファンがセロトニンを経てメラトニンになるまでには、少なくとも体内の４種の酵素の働きが必要なのですが、残念ながらこれらの酵素は他の仕事で、必要以上にトリプトファンを摂取してもメラトニンを増やせないのです。

つまり頑張って食べたトリプトファンはセロトニンやメラトニンになることなく、ほとんど効果がないのです。

さらにトリプトファンに良いとされる食物の摂取が睡眠の邪魔になるリスクについても触れておきます。

睡眠に良い食べ物としてバナナの他に豆類、赤身肉、乳製品などが良く紹介されていますが、そもそも乳製品や肉類ナッツ類は、胃の負担になるという側面を見落としています。

私は長年さまざまな人の内臓を揉んでいますが、胃が荒れている人の食生活の特徴は、肉類、油類の食べ過ぎです。これらの食品の摂り過ぎで胃炎ができたり、酷い場合には胃潰瘍や胃がんのリスクさえも高まってしまいます。

食べ物はとても大事ですが、「これを食べたら睡眠の質が上がる」というものは基本的にないと思っておきましょう。これはサプリメントでも基本的に同じことが言えます。

Q 睡眠薬を飲むのは良くないの？

A 睡眠薬については一概に言いにくいところはあります。

ひと昔前の睡眠薬には依存性が高く飲み始めたらやめられないようなものもありましたが、最近の睡眠薬は随分改良され、睡眠薬依存のリスクもほとんどないそうです。

もちろんどんな薬でも胃腸や肝臓に多少なりとも負担やダメージを与えるものですから、積極的に飲みましょうとは言えません。

それでも本当に睡眠不足で悩んでいる人は、睡眠薬の活用は考えてもいいと思います。というのは不眠症とうつ病の関係が深いからです。

うつ病発症の前段階で不眠症状がでることがわかってきています。ですからその前段階で不眠を解消することが、うつ病発症リスクを下げてくれるという期待ができるのです。

睡眠薬を使う時は、睡眠専門の医師にかかることも大事です。睡眠薬の使用量や期間の判断は難しく、「眠れなくて苦しい」という患者の訴えが薬の過剰処方を生み出すこともあると聞きます。

しっかりと話を聞いてくれる先生を見つけること。そしてあなた自身もあまり寝られないことを恐れ過ぎないことも、睡眠薬を使う上で心に留めておきたいことです。

もちろん睡眠薬を使わないで良く寝られることが一番です。この本を頼りに少しずつ睡眠薬に頼らない身体づくりを進めていきましょう。

【豆知識】体内時計の働きについて

この世界には2種類の時計があるってご存じですか。一つは腕時計や柱時計などのいわゆる時計。もう一つは私たちの身体の中の体内時計です。

いわゆる時計は1日24時間きっちりと進んでいきます。一方で私たちの体内時計も朝になったら目が覚めて、ご飯前にはおなかが鳴って、夜になったら眠くなってというように外の時計ほど正確ではありませんが、ちゃんと時の流れを把握しています。

思うに健康な人ほど体内時計が正確なようです。毎日決まった時間に「ハラ時計」がグウグウと鳴る。決まった時間にウンチが出る。そういう人はたいてい健康ですね。

面白いことに体内時計は外の時計より少し遅れ気味になるようです。この遅れは人によって違い、およそ平均で15分程度遅れるようですが、この遅れが積み重なると私たちの生活リズムがどんどんくるってしまうので、毎日微調整をしています。

その基準が朝日であったり、夜の暗闇であったりするのです。

夜になっても寝つけない、朝になっても目が覚めないという人に「規則正しい生活をした方がいいよ」と言われるのは、この体内時計をちゃんとリセットして生活リズムを正しく働かせるためなのです。

Q　寝る前のストレッチって効果ある？

A　大いにあります。ぜひやってみてください。ただ眠りにつくためのストレッチと、身体を活性化させるためのストレッチはやり方が違うということを理解しておくのは大事です。

詳しくは後述しますが、私たちが寝つくためには脳や内臓の体温（深部体温）を下げることがとても大事です。眠りにつくためには、この深部体温を下げるためにストレッチが大いに助けになるのです。

昼間に良く動いて疲れた筋肉や、逆に運動不足で冷えて固まった筋肉は血液の流れを悪くします。そうすると深部体温が身体の中にこもったままになり、なかなか寝つくことができません。（冷え性に悩む人にもよく見られる現象です）

しかしストレッチで筋肉を伸ばし緩めることで、全身の血流が良くなり、深部体温が皮膚表面から発散していくのです。そうすればスムーズに眠りに入ることができます。

特に睡眠のためには、上半身のストレッチが効果的なのですが、それも第2章で詳しく紹介します。是非トライしてみてください。

Q　寝る前はシャワー？しっかり湯船？それとも半身浴？

A　睡眠のための入浴方法についても様々な説が入り乱れていますが、前述した深部体温の変動を見ていくと、理想の入浴方法が理解できるはずです。

これまでの研究で睡眠の数時間前から深部体温（脳や内臓の体温）が下がっていくことがわかっています。逆に言うとこの深部体温をすみやかに低下させることこそが寝つきと深い眠りの最大のポイントということができます。

ここで入浴をどう使うかです。

皆さんご存知の通り、入浴にもさまざまな方法があります。熱湯で短時間の入浴もあれば、半身浴やぬる湯の長時間入浴もあります。ポイントは就寝から何時間前なのかによって入浴方法を変えるということです。

例えば就寝3～4時間前ならば、高めの温度で身体の芯まで温めるのは有効な方法です。一度体温をしっかりあげて、そこから汗をかいてしっかりと冷ましていくという方法です。これは良く眠れる方法です。

一方、就寝1～2時間前くらいになれば、湯温は低めで、さっと入浴するくらいがよいです。さっとシャワーも良いですね。とにかく軽めの入浴にします。こ

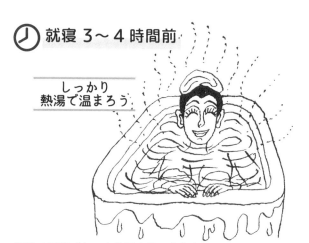

就寝 3～4 時間前

熱めの湯温でしっかり温まることが大切。
温湯と冷水を交互に繰り返す温冷浴やサウナなども効果的。
就寝3～4時間前のシッカリ入浴習慣をつくると、
睡眠の質も良くなっていきます。

就寝 1～2 時間前

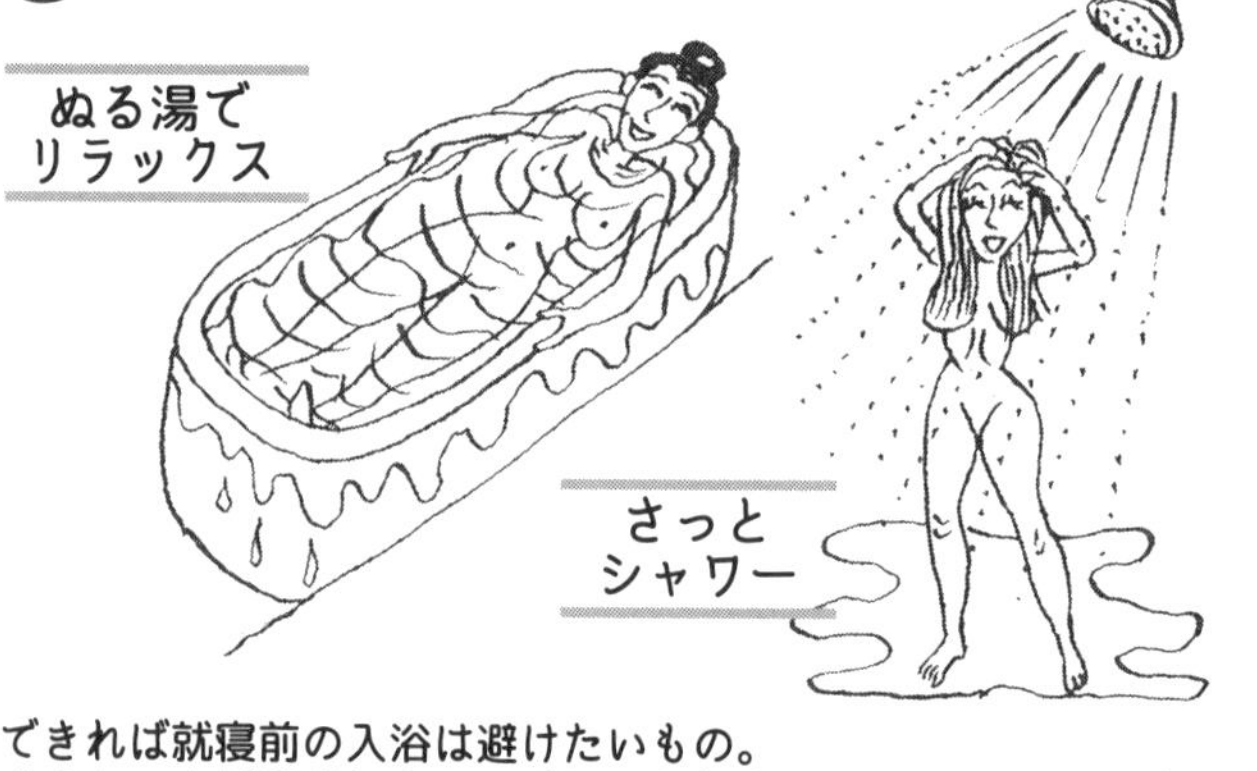

できれば就寝前の入浴は避けたいもの。
どうしても就寝前しか入浴時間がとれないときはシャワーでさっと汗を流す程度か、ぬる湯で身体を伸ばしてリラックスする程度がおススメ。熱くてノボせるような入浴は睡眠前には逆効果です。

こで身体の芯まで温めてしまうと、深部体温が上がってしまい、眠気の発生が遅れてしまう可能性があるからです。

　このように時間帯によって入浴方法をかえることが大事なのです。ぜひ覚えておいてください。

Q　日中のウォーキングが睡眠の質を上げるって本当？

A　本当です。ウォーキングに限る話ではありませんが、特に良く歩く人、有酸素運動を習慣化している人には良く眠れる人が多いものです。皆さんもハイキングや登山でしっかり歩いた後はよく眠れたという経験があるのではないでしょうか。
　なぜウォーキングが睡眠の役に立つかと言えば、睡眠には脳や筋肉や内臓などの疲れや傷みを癒し、修復する役割があるのです。

　例えば日中に運動を行うと、筋肉の一部（古くなった細胞）が破壊されます。これを修復し、新しい細胞に作り替えることが睡眠中に行われます。つまり極端に言えば筋肉を鍛えて古くなった細胞を破壊すればするほどよく眠れるのです。

入眠ウォーキング

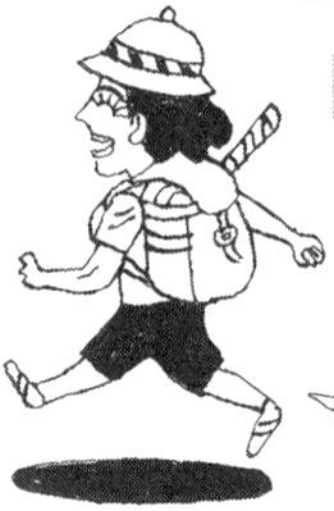

1 リュックを背負って買い物ウォーキング

いつもは車や自転車でいく買い物を歩いて行ってみましょう。歩きやすい靴と服装で、リュックを使うと重いものを買っても歩きやすいです。

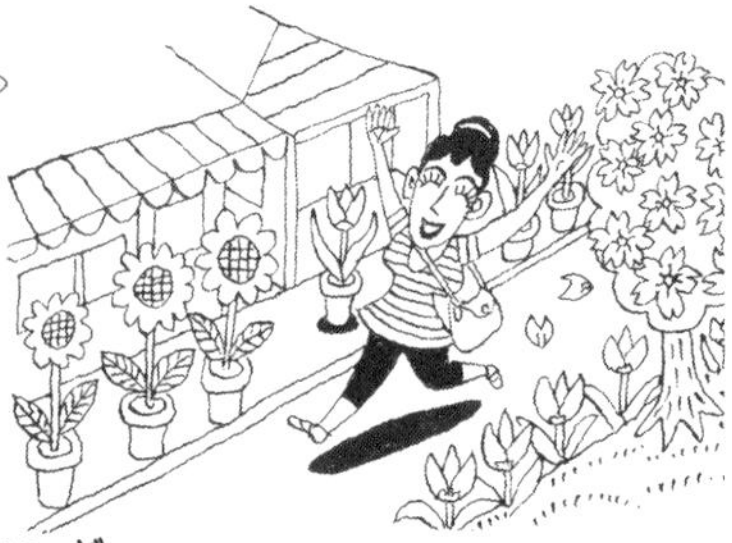

2 ご近所花見ウォーキング

ウォーキングを楽しくする工夫をしてみましょう。お花が好きな人は近所のお花探しをしたり、街ならカフェや雑貨屋さんなど知らないお店探しをしたりすると歩くのが楽しくなりますね。

3 家族友人とおしゃべりウォーキング

スマホ経由ではなくリアルなおつき合いが楽しいですね。一緒に時間を合わせてウォーキング。しゃべりながら歩くことで有酸素運動効果が一層高まり快眠につながります。

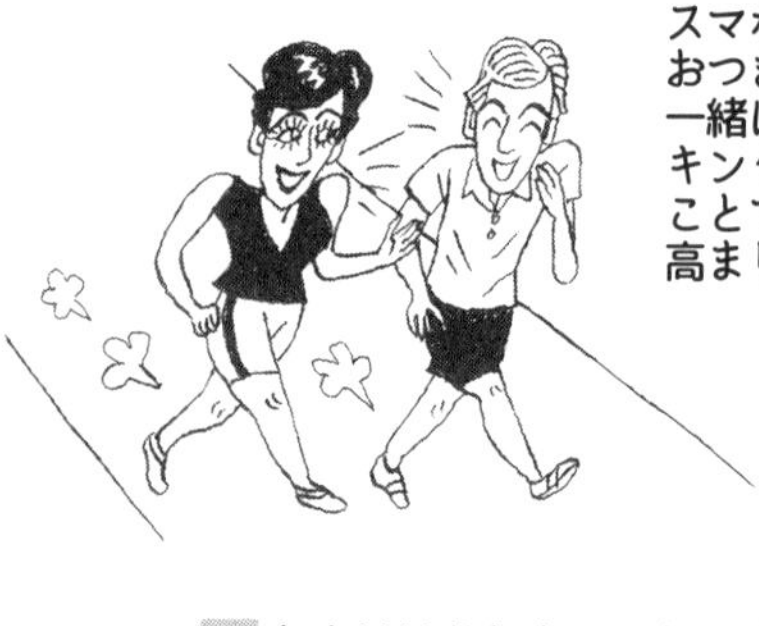

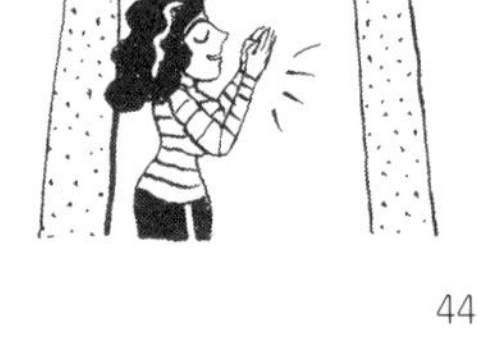

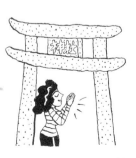

4 お寺神社参りウォーキング

ちょっと離れた所にある神社やお寺にお参りする習慣を持つことで、しっかり歩けるだけでなく心も穏やかになってご利益倍増ですね。

また有酸素運動は活性酸素というわば毒物をつくります。この活性酸素を除去するためにも睡眠は働きますから、適度な有酸素運動は眠りを生み、深くしてくれます。

理想的には、毎日1時間以上のウォーキングがおすすめです。また決まった時間のウォーキングを習慣化すると体内時計が働き、寝つきを良くしてくれます。

Q 性行為で眠くなるのはなぜ？

A 性行為の後に眠くなるということは経験的に知っている人も多いでしょう。このメカニズムを確かめる実験も行われています。

すこし気の毒ですが、ウサギに性行為あるいは性的な刺激を与えたところ、睡眠が促進されることを実験で確かめたそうです。

性行為による交尾刺激が脳に伝達されると、排卵や妊娠の為に複数のホルモンが分泌されます。愛情ホルモン「オキシトシン」、脳内麻薬「エンドルフィン」、生殖ホルモン「プロラクチン」などですが、これらは同時に眠気を高めるとされています。

なぜ性行為によって分泌されるホルモンが眠気を呼ぶのかと言えば、おそらく性行為によってできた受精卵が子宮内にちゃんと着床する確率を高めるため、身体の動きを止めようとしているのではないでしょうか。要するに体を休ませるように働くと考えられます。

それなら「なぜ雄まで眠くなるのか」という疑問もわきますが、一つには精子の再生産にエネルギーを必要とすること。さらにはカロリーを消費するだけでなく、雄が性行為後も元気に雌に干渉してきては雌の受精卵着床にとって妨げになるので、「じっとしておくように」という働きのようにも思われます。

ホルモンの働きはまだまだ分からないことはたくさんありますが、幸せな性行為をすることが寝つきを良くすることは間違いなさそうです。

【豆知識】レム睡眠とノンレム睡眠

睡眠を考える上で知っておきたいのは「レム睡眠とノンレム睡眠」についてです。これを理解するかしないかで、あなたの睡眠の質は大きく変わります。できるだけわかりやすく説明しますので、是非とも理解しておきましょう。ここで冒頭に揚げた左

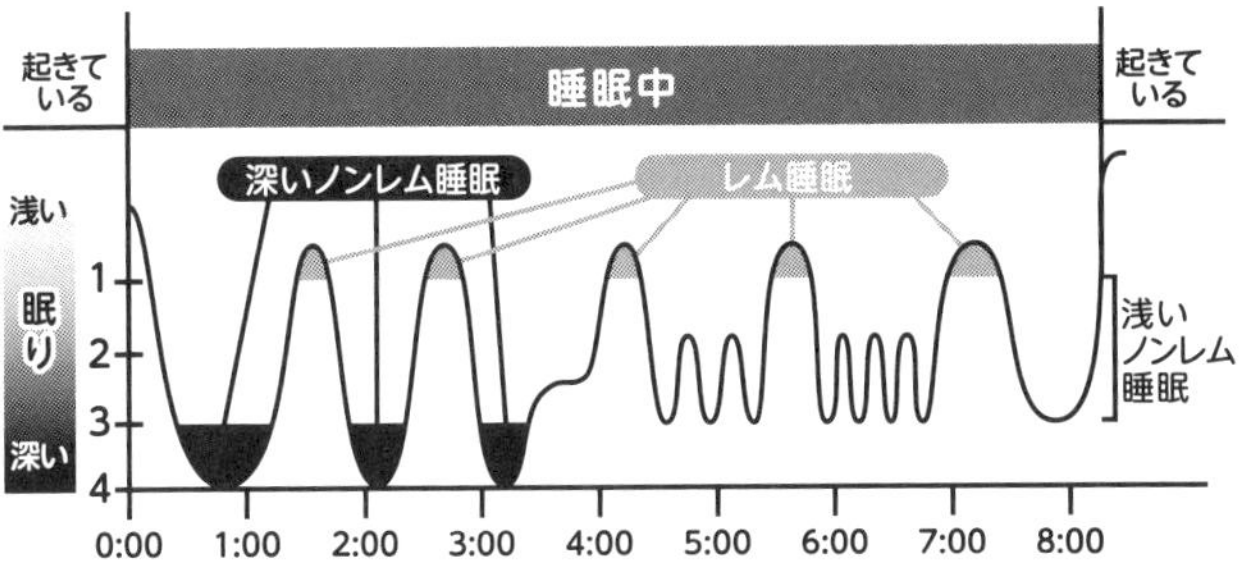

の睡眠の図を参考にしながら進めていきます。

★レム睡眠について

レム睡眠とは、眠りがとても浅い状態です。

夢をよく見るのもこのレム睡眠の時とされています。脳は働いていますが、全身の筋肉はだらりと力が入りません。

レム睡眠中には交感神経が働き、血圧や心拍数などが乱高下し、呼吸も乱れています。スヤスヤ睡眠というイメージとはだいぶ違う時間帯です。睡眠学ではこのレム睡眠中に大脳のチェックやメンテナンスを行っているとしますが、私はここに心臓と肺も加えるべきだと考えます。つまりレム睡眠は、主に大脳や心臓、肺などの働きのチェックとメンテナンスをしているのです。

脳はもちろん大事ですが、血液循環や呼吸などを担う心臓や肺の働きも生命活動の根幹にかかわものです。ですからレム睡眠中に心拍や呼吸が乱高下するのは、まさに心臓と肺の整備点検をしている証拠ではないでしょうか？レム睡眠は脳と心臓と肺のメンテナンスタイム。

今は私だけの「仮説」ですが、いずれ「定説」になるのではと思います。

★ノンレム睡眠について

副交感神経の働きにより深く眠るノンレム睡眠は、その深さによって4段階に分類されます。わかりやすく以下のように例えてみましょう。

うとうとしながらスマホをしていて、手に持ったままいつの間にか眠っているのが第1段階、眠りが深くなりボトッと手から落とした時が次に浅い第2段階、そんな風に覚えておくと、普段の生活で「あー今、第2段階のノンレム睡眠だった」と理解できます。何の得もありませんが。

そしてその後に続く第3、4段階のノンレム睡眠がいわゆる「熟睡」状態です。ちょっとやそっとの刺激では目を覚ましません。ぐっすり眠り込むあかちゃんをみて「あんな風に深く眠れたらなー」と誰かが言ったら、「あれはノンレム睡眠の第3、4段階の徐波睡眠だよ」と教えてあげてください。周りにひかれるだけかもしれませんが、まあ自己満足（!?）ということで・・・。

このノンレム睡眠では、起きている時やレム睡眠活動で生まれた全身の疲労物質を排出し、クリーニングとリフレッシュを行っています。全身の細胞からゴミ出しをしてスッキリと朝を迎えるための眠り。他にも様々な働きがありますが、身体をきれいにしながら休んでいるのがノンレム睡眠とおぼえておきましょう。

このように私たちの睡眠はこのレム睡眠とノンレム睡眠が交代しながら、一夜の間に何度も繰り返されています。おおよその目安として、レム睡眠とノンレム睡眠の1セットで約1時間半です。

つまり4時間半しか寝ない人は3セット、7時間半寝る人は5セット、このレム睡眠とノンレム睡眠が繰り返されているということになります。

ちなみに「夜中に何度も目が覚める」という時は、眠りの浅いレム睡眠の時です。それはまったく問題ないし普通のことです。目が覚めても「あー今はレム睡眠だったんだなあ」と知っておけば、ちょっと気も軽くなりませんか。

Q 理想の睡眠時間って何時間？

A 非常に意見が分かれているテーマです。この話になるとよく出るのが「ナポレオン、エジソン、ダ・ヴィンチはショートスリーパーだった」とか、逆に「アインシュタインは10時間寝ていた」という類の逸話です。

しかし本当は4時間しか寝ていないという人も、実はうとうと昼寝をしていたり、長い時間寝ているという人も、布団に入っているだけで起きている時間もあるかもしれないので、あまり人の話は基準にしないほうが良いと思います。

私たちがどう願おうとも、必要な睡眠時間は決まっています。それはその人の年齢や体調、そして生活活動によって日々決定されるのです。

さらに言えば、人は栄養不足で死ぬことはあっても、睡眠不足で死ぬことはありません。もちろん睡眠不足がさまざまな心身の不調を招くことは多々ありますが、睡眠不足が直接の死因になることはないのです。1週間断食はできても、1週間断眠はできません。

つまり、本当に必要に感じた時は、必ず眠るようにできているのです。必要な分だけ眠らせる、必要以上は眠らせない。そういう働きが睡眠にはあるので、あまり「睡眠時間はこうあるべき」という情報に縛られないように注意しましょう。

本書ではおおよそ7〜8時間の睡眠を推奨していますがその理由や実現方法については次章から一つ一つ解説していきます。

Q　昼寝はしていいの？するならどのくらい？

A　昼寝についても多少情報が混乱していますが、「昼寝はしてもいいが20分まで」が正解です。しかしより正確に言うならば「できれば昼寝はしないほうがいい。しかし仕事や暮らしに支障が出そうなときは20分までの昼寝をとるのがよい」ということになります。
特に「夜の眠りが浅くて何度も目が覚める「途中で目が覚めたら、再び寝つけない」「もっと長く寝たい」と悩んでいて「昼寝をとらなくても生活に支障は出ない」という人は、できるだけ昼寝を取らないほうがいいでしょう。

逆に「どうしても忙しくて夜にまとまった睡眠時間を取れない」「毎晩の睡眠時間は4時間〜5時間しか確保できない」というような人は、昼寝を有効につかうほうがいいと思います。もちろん20分まではすべきですが。

20分の昼寝をとると脳の働きは一時的に回復しますが、夜の寝つきや眠りの深さは昼寝をとった分だけ低下します。なるべく昼寝を我慢して、眠くて眠くて仕方がないという状態で夜に寝つくのがやはり一番です。

Q 朝食は食べないといけないって本当？

A これも一種の間違った常識ですね。

睡眠のために朝食をとった方が良いという理由は、一つは先に述べた「体内時計を整えるため」もう一つは「朝食で糖質を摂ることで朝の活動を活発に行えるため」というものです。

まず体内時計に関しては、別に朝食でなくとも日光を浴びるなどすれば問題ありません。朝食である必要はないです。糖質の補充ということについては別に朝食をとらなくても、前日までに体内に蓄えたエネルギー源がありますから、身体はそれを使います。わざわざ朝食をとって消化吸収してエネルギーを作るような遠回りをする必要はないのです。

さらに朝食は取らない方が良い理由があります。それはメリットよりもデメリットの方が大きいからです。

なぜ朝食を食べない方がいいのか。それは胃腸に食べ物を入れることで、消化のエネルギーが必要になるからです。人の活動は、基礎的な代謝活動以外に、「消化」「運動」「思考」という大きく3つの活動があり、それぞれ多大なエネルギーを消費します。

朝ご飯を食べると「消化」にエネルギーが取られるので、午前中に「運動」「思考」のエネルギーが不足し働きが鈍くなるのです。皆さんも食べた後に頭がボーっとして眠くなる経験があると思いますが、それはこういう理由です。

朝食を抜くくらいで糖質不足になることはほとんどありません。どうしても心配なら、フレッシュジュースでも飲めば充分です。体内時計を整えるにしても外に出るか窓際で日光を浴びながら体操をするほうがずっと「良い朝」を迎えることができます。

ぜひ試してみてください。

Q　眠れないときは布団から出た方が良い？

A　さあ寝よう！と思ってもなかなか寝つけないと悩んでいる人に対して「眠れないのなら一度布団から出ましょう」「眠くなってから布団に入るようにしましょう」というアドバイスをされることが多いです。

これは「眠れない、眠れない」と悩みながら毎日布団に入っていると、「布団が眠れない恐怖を味わう場所」になってしまって、さらに眠れなくなるからという理由です。確かに一理あるようにも思いますが、しかし私はこの考えは根本的に間違いだと思います。その理由を二つ紹介しましょう。

一つは、「身体の休息」のためです。眠れないのに布団に入っていても意味がないという考えの背景にあるのは「脳の休息」という視点です。確かに布団の中で起きたままでいては脳はほとんど休むことはできませんから無駄に思えます。

しかし実際はその間にも「身体の休息」は行われています。昼間に活動して傷んだ内臓や筋肉や骨などの組織は、例え眠っていなくても布団の中で横になっているうちに修復作業が進められているのです。ですから無駄ではないのです。

もう一つは、「睡眠の誤解」です。人は熟睡中の記憶はほとんど残らない一方で、寝られない時の記憶は実際以上に記憶に残るものです。「夜中に目が覚めて2時間くらい寝られなかった」と自分では思っていても、傍で見ている人に言わせれば「30分位したらスースー寝息たててたよ」ということがよくあります。うたた寝をして「あ、一瞬寝落ちしてしまった」と言ったら、横にいた人が「何言ってるの？一瞬どころか15分くらい寝てたよ」と言われた経験もあるんじゃないでしょうか。人はどちらかと言えば寝た時間を過小に、寝られない時間を過大に感じるもの。これを私は「睡眠の誤解」と呼んでいます。そしてこの「睡眠の誤解」により人は「眠りが足りない」と不安になり、ますます寝つきが遠のいていくものです。

なかなか寝つけないと思っても、布団に入っていれば「自分が思うよりも実は寝ているんだろうな」というくらいの気持ちでいればいいし、その間は「いまこの瞬間も傷んだ内臓や筋肉や骨などのメンテナンスをしているんだなあ」と自分に言いきかせていると思えば、例えすぐに寝れなくても心は穏やかになります。

そしてそんな風に心穏やかになれば副交感神経がだんだん働いてきて、結果としてスムーズに寝入ることになるでしょう。布団から出なくていいです。

寝つけないことを不安に思うことは必要ありません。ちゃんと身体は休んでいますから。

【*Column* 三宅の視点】睡眠力を上げるには外の環境づくりより身体中の阻害要因を解消

さてここまでちまたにあふれる睡眠常識を検証してきましたが、いかがでしたか。もちろんこの章で紹介した以外にも、睡眠の質を高めるための方法はいくつもあります。

それらの中でどの方法を選び取るべきか、どうやって本当の方法を見分けるかについて考えてみたいと思います。

照明や香りなど外部の睡眠環境を整えることはもちろん意味があると思います。しかしより大事なのは「外ではなく内、つまり体内の環境を整えること」だと思います。さらに言えば「外から何かを足して整える」ではなく「睡眠を邪魔している内部要因を取り除く」ことが効果的です。

例えば「メラトニンという睡眠ホルモンを分泌するためにナッツと牛乳を摂ろう」というのは「外から何かを足して整える」という考え方ですね。ナッツや牛乳が嫌いでない人には、手軽な眠活として受け入れやすいでしょうが、大きな効果が期待できないのは本章で説明した通りです。

それよりも「今、あなたの睡眠を決定的に妨げている内部要因は何か」を見つけ、それを除去する方がよっぽど効果があります。体内が混乱しているところに外からあれやこれやと持ちこんだら余計に混乱して睡眠どころではなくなるかもしれません。「いろいろ睡眠法を試したけれど、全然効果を感じない」という方は、きっと体内に隠れた問題があるはずです。

睡眠問題で難しいのは、今の睡眠常識が脳に重点を置いた睡眠学を元にしていて、内臓や筋肉などに対する睡眠の考察がほとんどなされていないことです。

つまり断片的な睡眠法なのです。

さらに様々な食品会社やサプリメント会社が（やっぱり商売ですから）自社の製品に都合の良いように睡眠学の知識を曲解したり、数多くの睡眠本や睡眠情報サイトがうわべの情報を間違って広げたりしていますから、睡眠常識は大混乱を起こしているのです。

次章からは信頼できる睡眠学の理論に、多くの睡眠難民を救ってきた「おなかから全身を整える」私独自のメソッドを加味して作り上げた「本当の眠活」を紹介していきます。まだ世界中の誰もが気がついてない「おなかから作る眠活」。本書が初公開となりますので、どうぞお楽しみにページをめくってみてください。

第2章

〈おなか脱力呼吸法〉で深部体温を整え「寝つき」と「深い眠り」を実現

あなたの「寝つき」と「深い眠り」を妨げている真の犯人とはなにか

第1章ではこれまで広く知られているよく眠れる方法を紹介しましたが、それでも眠れないと悩んでいる人は多いようです。「色々試してもやっぱりよく眠れない」、「本当に自分に合う睡眠の方法はないのか」と悩み、やむなく睡眠薬を使う、あるいは使おうかと悩んでいる人もまた多いことでしょう。

最終手段として睡眠薬を使うことを否定はしませんが、できれば使わないでいたいというのもまた本音だと思います。

そういう人たちのためにこの第2章から、ちまたで出回っている方法よりもう一歩深く踏み込んだ「本気の眠活」に挑戦してみたいと思います。

まずこの章では「スッと寝つくこと」と「深く眠れること」にポイントを絞って本気の民活を考えてみたいと思います。ポイントは

「あなたの寝つきと眠りを妨げている真の犯人は何か」

ということです。色々眠活を試してみたけど、それでもやっぱり眠れないという人の多くにこの「真犯人」がいるはずです。それを見つけ、解決していく方法を学びましょう。

睡眠は寝始めの3〜4時間が勝負。ここで一気に脳と心肺の疲労を回復

人はおおよそ6〜8時間程度の睡眠をとります。子供はもう少し長く、歳をとるごとに睡眠時間は減っていきます。

このトータルの睡眠時間の中で、特に大事だと言われているのが、前半3〜4時間です。私たちの身体は、この間に「徐波睡眠（じょはすいみん）」という、とても深いノンレム睡眠を行い、大脳など最も大事で、最も酷使している部位を徹底的に休め、傷んだところを修復していきます。「なん人たりとも邪魔してはいけない熟睡時間」とも言うべき徐波睡眠が前半3〜4時間に行われています。

なお睡眠学では、この徐波睡眠の間に脳の修復が行われているとされていますが、脳だけではなく、心臓や肺なども同じく命に関わりかつ酷使されている器官として、修復と休息が行われているというのが私の見解です。

この前半の熟睡時間は、最も深く副交感神経が働いているので、血管拡張、血圧降下、心拍数低下などが行われていますが、これはつまり心臓と肺の活動も最低限に抑えられていることを意味します。

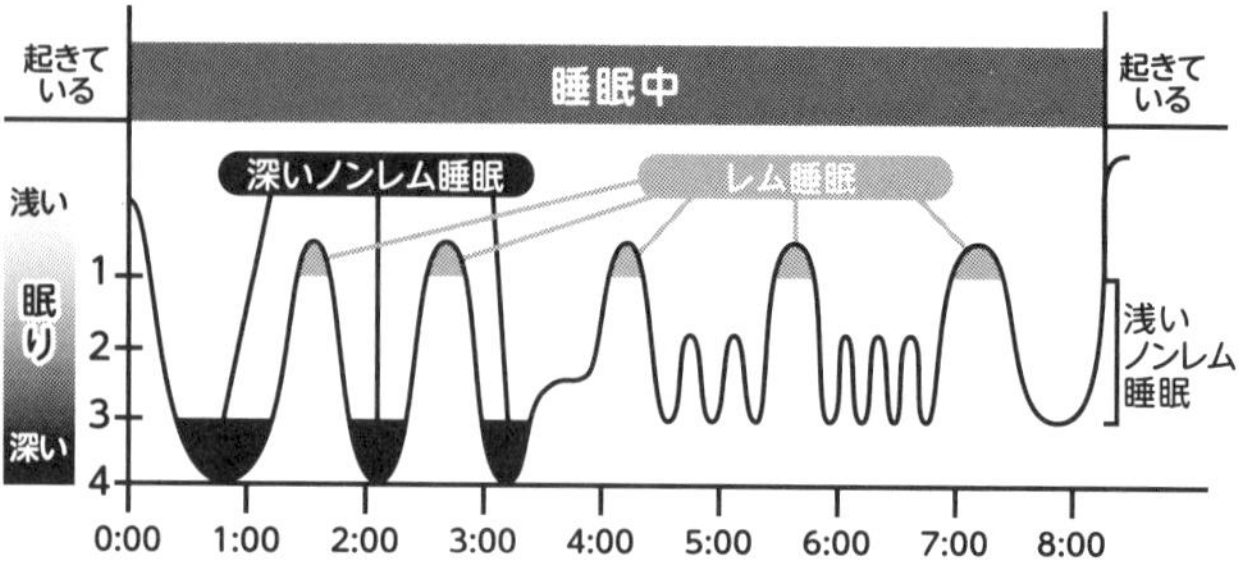

これは推定とはなりますが、他の動物の平均と比べ際立って長い寿命を持つ人間にとって、心臓や肺は使わないときにはできる限り休めないと長持ちしないからだと思います。

まずは「前半の睡眠3～4時間は徹底的に脳、肺、心臓を休めている」と理解してください。

寝つきを良くするポイントは「深部体温」を下げること

ところで人が眠る時、体内ではどんな変化が起こるのでしょうか。ここで「体温」に注目してみると、とても興味深いことが起こっています。それは「深部体温」の急激な低下です。

私たちの体温は部位によって実は違います。体表面よりも体内はより温度が高くなっています。さらに体内でも特に温度が高い脳や内臓の体温を「深部体温」と言います。

人が速やかに寝ついて熟睡まで突入する時、この深部体温が一気に低下していきます。そうすることでノンレム睡眠状態に突入し、たちまちスッと熟睡モードに入っていきます。逆に言えば、「なかなか寝つけない人は、深部体温が下がりにくい人」と言えます。これは眠活を行う上で、とても重要なポイントとなります。

さらに重要なことをお伝えしましょう。他の睡眠本やサイトではほとんど触れられていませんが、この深部体温を下げるために必要なのは円滑な血液循環です。

つまり深部体温を下げるには、体温を深部から皮膚表面に移動させ、発汗などによって熱を放出し、冷えた血液を再び深部に返すという円滑な血液循環のサイクルが必要となります。

しかし一言で深部体温と言っても、脳や肝臓などには大量の血液が溜まっています。それらを少しずつ皮膚表面で移動させ冷ましていくには、相当な回数の血液循環が必要になるはずです。

より良い寝つきのためには、一気に深部体温を下げることが条件ですから、強力な血液循環力が必要となります。ここが寝つきの際の最大のポイントとなります。

深部体温が下がらない人の身体の中で起こっている異常事態とは

ところが問題は、この肝心の血液循環力が弱い人が多いということです。

「ドロドロ血液」や「血管年齢」というような言葉をよく耳にするようになりましたが、現代人の血液の質と血管の状態は総じてほめられたものではありません。

私は整体で多くの人の身体をもんでいますが、特におなかが硬い人が多い。おなかが硬いということは、おなかの血流が悪いということ。それはつまり全身の血流が悪いということです。運動不足や加工食品生活が私たちの体内の血液を汚し、血管を詰まらせ、流れを悪くしています。

その結果、血液循環力は全体的に落ちているのです。

睡眠に話をもどしましょう。

スッと寝ついてそのまま深く眠ることが必要な睡眠前半では、深部体温を速やかに下降させることが必要です。

そのためには熱を持った脳や内臓の血液を皮膚表面まで運び冷やし、再び脳や内臓に血液を戻さなくてはなりません。その循環を素早く何度も繰り返す必要があります。

ところが血液の流れが悪い人は、体温を外に逃がすことが上手くできず深部体温がなかなか下がりません。そうなると眠気がわかずなかなか寝つけないのです。だからこそなんとか深部体温を速やかに下げるために血流をよくする必要があるのです。

しかし「血液の流れを良くする」と漠然と言われても、具体的にどうすればいいのか分かりません。「血液をサラサラにする玉ねぎを食べたらいい」とか「身体を温めたらいい」とかいろいろな説があり、実際に試した人もいると思います。試したけれど効果が実感できないという人もいると思います。

実際のところ、どういう方法が一番効果的で、よく眠れるのでしょうか。

深部体温のポイントは上半身の血流にあり

漠然と「血流を良くする」と色々なことを試しても、それほど確かな効果を得られることは少ないようです。

特に「あれを食べたらいい」「これを食べたらいい」という食べ物については、効果があったという話をあまり聞かないだけではなく、その食べものによって内臓が傷むという事例も多々あります。（詳しくは第４章で説明します）

深部体温を下げるためには、このような漠然とした取り組みではなく、ポイントを押さえることが大切です。私たちの睡眠を最も妨げている要因を取り除くこと、これが確かな眠活への道なのです。

ではあなたの睡眠を妨げているもの、その最大の要因はどこにあるのでしょうか。それは「脳から心臓・肺への血流」です。

私は整体という仕事を通して、日々様々な人の身体に触れています。特に私の整体法は、骨や筋肉だけでなく内臓も頭も触るので、私の手は全身を知り尽くしています。

そんな私の手が語る現代人の身体の特徴、特に血液循環に関して言うならば、血流が大きく滞っている部位が3か所あります。それはおなかと胸と頭です。

これらの3つの部位は、本来ならばもっとも活発に血液が流れているべきところです。血液を大量に消費・通過すべき内臓、心肺、脳があるからです。しかしその血流が悪い人が年々増えています。

例えば便秘や下痢、生理痛などで慢性的に悩んでいる人は、おなかの血流が良くありません。

息が浅い、息切れしやすい、高血圧や不整脈などで悩んでいる人は胸の血流が良くないし、めまいやふらつき、頭痛、目の疲れなどの悩みには頭部の血流の悪さが関係しています。

そして当然ながらこの頭、胸、おなかの血流の悪さは睡眠にも悪影響を及ぼしています。

特に本章のテーマである「寝つきと深い眠り」に関しては、頭から胸までの血流の悪さが決定的な阻害要因となっていると考えられます。

脳と心臓・肺は常時大量の血液が行き来していますが、その通り道がのどです。この細い通り道を大量の血液が流れていかなくてはなりませんが、こののどが詰まっている人が本当に多いのです。

さらには胸郭つまり肋骨で囲まれた胸の中の空間、これが狭くなっている人が多いです。歳をとると胸郭は狭くなっていくものですが、最近は若い人たちでも胸郭が狭くなってきています。こうなると中の心臓、肺、血管が圧迫され、血液循環力が低下してしまいます。

このように頭・のど・胸を含めた上半身全体の血流が悪く、血液が上手く流れていかないので、深部体温が下がらない、結果として寝つきが悪いという現象を作り出しているのです。

上半身の血流が良くなるとおこる身体の変化

ちなみに上半身の血流が良くなると、どんな変化、効果が起こりうるかということについて、実際の事例を紹介しましょう。

私が整体で行っていることは様々ですが、上半身にかぎれば

・ろっ骨をゆるめる
・肩関節、肩甲骨の動きを良くする
・のど周りの癒着・炎症を解消する
・首の骨の歪みをとる

というようなことを主に行います。その結果得られる変化としては以下のようなものがあります。

・息がしやすくなる
・胸のつまりが楽になる
・手先までポカポカしてくる

・頭がスーッと心地よく眠くなる（実際に寝る人多数）

これらは本人が感じる変化に限っていますが、実際には他にも様々な作用が生まれています。お伝えしたいのは、これらの変化が「そのまま睡眠に向かっている」ということです。言い方を変えれば、血管が広がりリラックスした副交感神経の働きが引き出されているということです。

これは上半身を緩めることで、脳から心肺への血流が良くなり、その血流が全身に波及し、副交感神経の働きを引き出しながら全身の血液循環がよくなっているということです。そして深部体温の低下が起こり、寝つきを導いているのです。これらは机上の理論ではなく、実際に起こってくる変化です。

寝つきに大事なのは、深部体温を下げること。

そのためには、「上半身をゆるめ、血流を良くすること」がなにより必要であり有効なのです。

では実際のやり方を紹介していきましょう。私が整体で行っていることを家庭でできるようにアレンジしてお伝えします。

実践！　上半身ゆるゆるストレッチ　やり方と図解１

★何時くらいにする？
上半身ゆるゆるストレッチは、睡眠１～２時間前に行うのが効果的ですが、生活スタイルに合わせて他の時間帯でもよいです。

★どんな効果がある？
上半身の筋肉のコリの改善、肋骨や背骨、肩関節を緩める、肺や心臓の動きを楽にする、上半身から全身の血行を良くする、などの効果が期待できます。

さらにこの後に紹介する「おなか脱力呼吸法」を合わせて行うことで、相乗効果が生まれます。

★注意事項は？

力んで行わないでください。交感神経が働いて身体が興奮し、むしろ寝つきが悪くなります。

無理のない範囲で気持ちよく行ってください。

もしやっていて強い痛みや気持ち悪さが発生した時などは中止し、数日間は行わないで様子をみてください。

★毎日した方が良い？

はい。毎日少しずつでも行い習慣化することで、だんだんと上半身が柔らかくなり、血流も良くなっていきます。

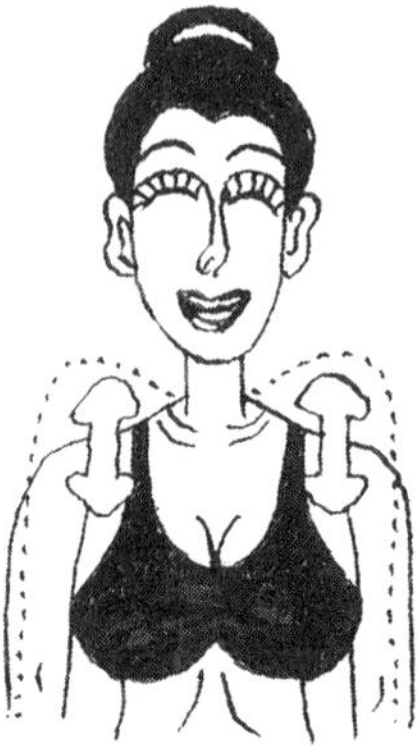

実践！
上半身ゆるゆるストレッチ

やり方と図解 2

1 肩の上げ下げ

まっすぐに立った状態あるいは座った状態で、両肩をできるだけ高く引き上げ、3秒キープしてからストンと落とす。20回繰り返し行う。

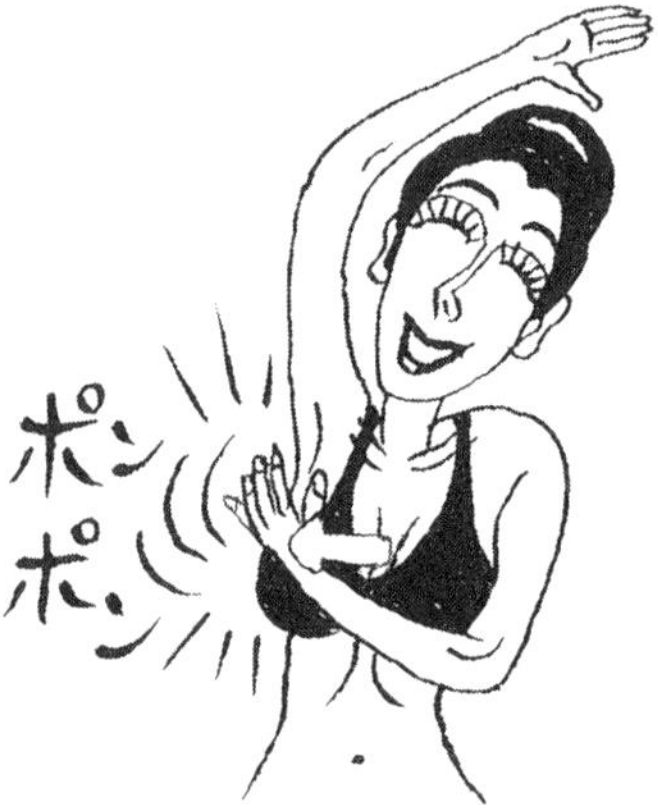

2 ろっ骨ストレッチ（サイド）

息を吸いながら片手を上げていき、頭と一緒に反対側に曲げていく。限界まで曲げたところで腕をそのままキープし、息を吐きながら反対の手で伸びた肋骨をポンポンと軽く叩く。息を吐ききったら手を下ろし直立状態にもどる。

反対の手も同様に行う。

左右各 10 回。

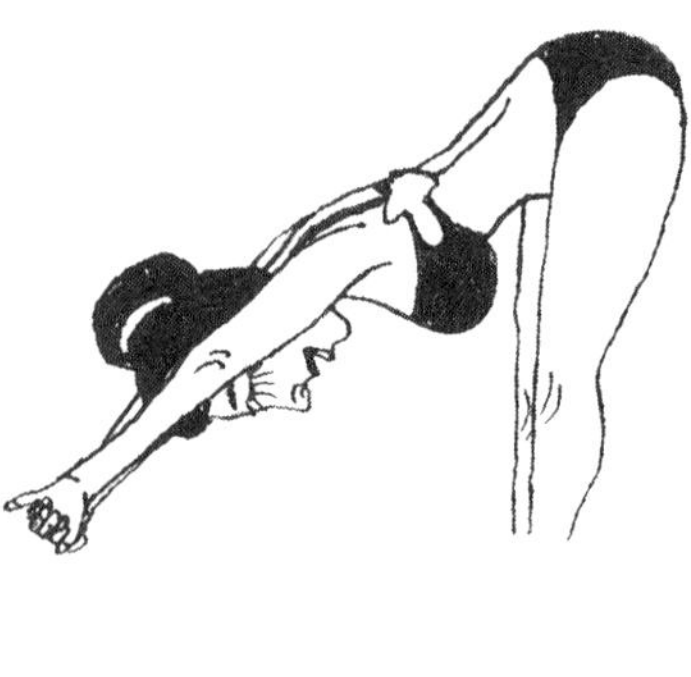

3 ろっ骨ストレッチ（バック）

背中に息を吸うようにイメージしながら両手を上げ、そのまま前方に向かって身体を曲げていく。

息を吸いきったら、身体を曲げた姿勢をキープしたまま、おなかから空気を抜いていく。息が抜けたら身体を起こし直立姿勢にもどる。

4回行う。

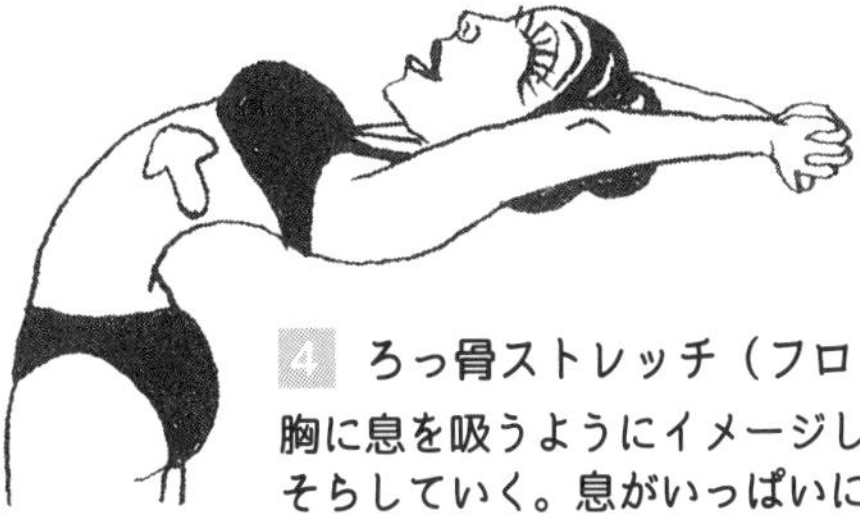

4　ろっ骨ストレッチ（フロント）

胸に息を吸うようにイメージしながら、両手を組んで胸をそらしていく。息がいっぱいになったら、ゆっくり身体を直立にもどしながら息を吐いていく。４回行う。

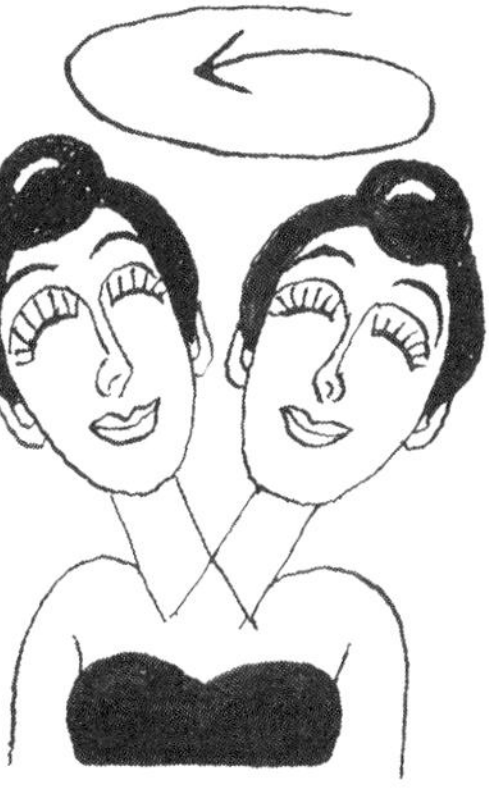

5　首回し

なるべく首の根元からゆったりと大きく首を回していく。

右回り左回り各５回行う。

（首がポキポキなっても痛みがなければ問題はない。ふらつきを感じるようなら無理をせず中断しよう）

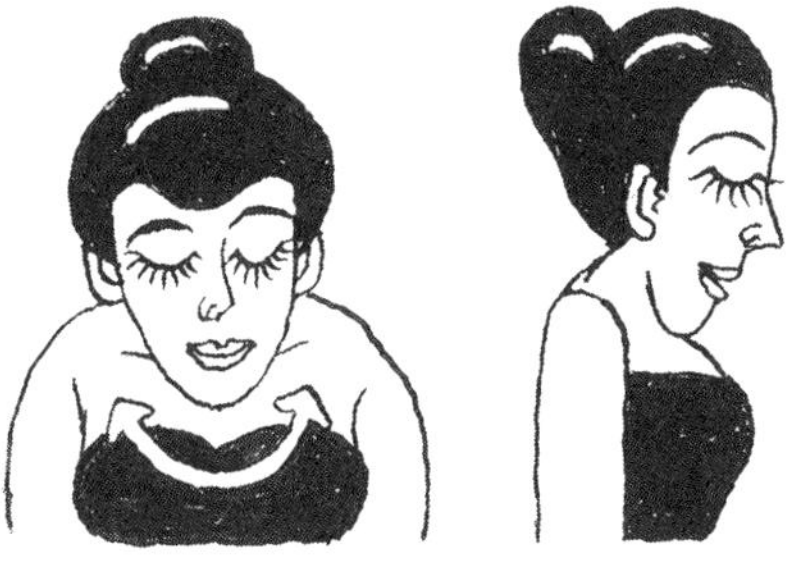

6　アゴすり

あごの先を胸にこすりつけるように動かしていく。

あごが届く範囲全体を、振り子運動の要領で広く動かしていく。


初めは遠いところから徐々に首の付け根の近い方へと移動していくのがコツ。10秒程度。（ふらつきを感じたら無理せず中断し、より軽めに行うようにすれば、日を追って徐々にしっかりと深く動かせるようになる）

息が詰まっている人、息が浅い人は要注意

普段からなんとなく息が詰まっている感じがする人、呼吸が浅い気がする人、のどが詰まった感じのする人は睡眠不足に陥りやすい傾向があります。

なぜなら口と肺を結ぶ空気の通り道と、脳と心臓を結ぶ血液の通り道は、近くを通っているからです。つまりどちらかの通りが悪いということは、もう一つの通りも悪いという可能性がでてくるのです。

息をすることに多少でも違和感があるのならば、それは気管の通りが悪いか、肺を包む胸郭《きょうかく》に問題があるか、それらがまず考えられます。（他にも自律神経の働きなどの要因もありますが、話がややこしくなるのでここでは省きます）

気管の通りが悪いという場合、のどのどこかに炎症があり、それが気管を圧迫していることも多いものです。（整体でのどを施術しているとかなりの確率でのどの一部あるいは全体的な炎症を発見します）

気管がのどで圧迫されているときは、近くを通る頸動脈《けいどうみゃく》などの血管も圧迫を受けます。そうなると脳から全身に流れる血流が悪くなりますので、深部体温が下がりにくく、睡眠にも悪影響となります。

ろっ骨が狭いことで起こる不調とは？

また息のしにくさは胸郭に問題がある場合も多いものです。概して現代日本人の胸郭は狭くなっていることが多いです。

胸郭とはろっ骨と横隔膜で囲まれた空間で、中には肺、心臓、肝臓などが入っています。特に大きな体積を占める肺の動きと胸郭の動きは連動しています。つまり肺に息を大きく吸えば胸郭は広がり、肺から息を抜けば胸郭は狭まります。

普段からあまり息を切らせるような肉体労働やスポーツをしていない人は、大きく息を吸うことがほとんどないので、胸郭が段々狭まっていくのです。一種の退化とも言えますが、このろっ骨が狭まることで、実に様々な不調が生まれています。この事実に気が付いている人はほとんどいませんので、段階をおって説明しましょう。

まず第1段階として、狭くなった胸郭の中で、心臓と肺の活動が制限されます。いざたくさん息を吸おうと思っても、空気が入るスペースがないので吸うことができません。

イメージとしては六帖の部屋に暮らしていた人が、四帖の部屋に引っ越すようなものです。これまで持っていた家具を持って行っても置き場所がなく、それでも無理やり詰め込んだら空きスペースが無くなり、手足を伸ばして寝られなくなる。そのような感じです。

狭くなった胸郭内では、肺や心臓に物理的な制限が常にかかり、それがストレスとなって呼吸のしずらさや、拍動（心臓の動き）の異常の原因になります。

第2段階として、胸郭が狭くなると胃下垂《いかすい》が生まれます。というのは胸郭が狭くなると横隔膜が下がってきますが、その時横隔膜《おうかくまく》に押されて胃が押し下げられるのです。私は胃下垂の人を随分見ていますが、その一番の原因は実は胸郭の狭さにあるのです。

胃が下がると、さらにその下の腸も押し下げられ、内臓下垂という状態になります。内臓下垂それ自体は病気ではありませんが、内臓が下がってくることで今度は下腹部の臓器の密度が高まります。本来ならへそより上にあるはずの胃や腸の一部がへその下まで下がってくるのですから、下腹部はぎゅうぎゅう詰めになって互いに圧迫し合うことになります。

それがさまざまな不調の原因となります。圧迫された腸は便秘や下痢を起こします。圧迫された子宮は、生理痛や生理不順、子宮内膜症や子宮筋腫を生み出します。膀胱が圧迫されると頻尿や尿もれになります。他にも上げきれないほどの不調の原因となるのがこの内臓下垂です。

そしてその元をたどれば、胸郭が狭くなっていることに行き着くのです。

こうなると胸部も腹部も血管に圧力がかかっていますから、体幹全体の血流が悪くなり、深部体温が下がりにくくなります。結果として寝つきも悪くなります。このように肋骨の狭さが回りまわって睡眠の妨げになるのです。

手足が冷えて眠れない人は体温調整のメカニズムが半停止⁉

よく聞くのが「寝ようと思っても手足が氷のように冷えて眠れない」という悩みですが、ここにも深部体温の問題が関係しています。

子供たちや健康な大人は、寝つく前から徐々に手足が温かくなってきます。これはそろそろ寝る時間だなという体内時計の働きで、メラトニンという睡眠ホルモンが分泌され、その作用で深部体温を下げる時に起こる現象です。

脳や内臓の温かい熱が血液によって皮膚表面まで運ばれてくるので、手足がぐっと熱くなるのです。そして手足で熱を放出して冷えた血液が脳や内臓に戻り、深部体温を下げて眠りに入っていきます。

寝る時間になっても手足が冷えるという人は、この深部体温を下げるメカニズムがうまく機能していないということを意味しています。手足が温かくならないということは、深部体温も高いまま保たれますから、寝つけないのは当然と言えます。こういう人は「冷え性の改善」と「眠活」をセットで進めることをお勧めします。その方法は、すべて本書の中に記していますので安心してください。

脳からおなかへの血流が私たちの身体の生命線

ここまで説明してきた通り、前半の睡眠に起こる大事な「深い眠り（徐《じょ》波《は》睡眠《すいみん》）」に至るためには、脳や内臓の温度つまり深部体温を速やかに低下させていくことが必要です。

しかし深部の血流が良くない人は、熱が脳や内臓にこもったままになり、熱を下げようとしてもうまく下がらないのです。これが多くの人から「寝つき」と「深い眠り」

を邪魔している最大の原因なのです。

実際に興味深い現象があるのでご紹介しましょう。

私の整体中に急に寝落ちする人も多いのですが、「ここを触れば寝落ちする確率が高い」という場所はいくつかあります。

例えばもっとも多いのがおなかです。おなかを揉み、内臓の癒着《ゆちゃく》や炎症を解消しながら血流を通していきます。そして「よし、通った」と手ごたえがあった瞬間に「ぐ――」っと突然寝落ちするのです。その場合には直後に「あ、私、今寝ました?」と目を覚ますのですが、これはうっ血状態でおなかにこもった熱がすっと流れるからです。

加齢とともに寝つきが悪くなるというのも、同じく加齢とともにおなかが固くなっていくという現象と符合しています。おなかが固くなる、おなかの血液の通りが悪くなる、そうなると全身の血液循環が滞って深部体温を逃がせなくなる。だから寝つきが悪くなる。おなかが老化すると睡眠力も低下すると言えるでしょう。

このように漠然と「血行を良くしたい」「血流を良くしたい」そう考えていろいろ取り組んでも顕著な効果が出ない人は、上半身の血流にポイントを絞ることで、今までとは違う結果を得られる事と思います。

寝つきを良くするには深部体温を下げること。そのためには上半身の血流を良くすること。このポイントをしっかりと押さえ、次に対策を考えていきましょう。

呼吸でろっ骨をひろげ、内臓を引き上げ血流を良くする

では実際に「脳〜心臓〜おなか」という上半身の血流を良くするために、できることとは何でしょうか。自分で取り組む方法はあるのでしょうか。

あります。それが今から紹介する「おなか脱力呼吸法」です。

この「おなか脱力呼吸法」は、寝る直前に行う呼吸法です。パジャマに着替え、部屋の電気を消し、さあいよいよ寝るぞと布団に入ってから行うのが一番おすすめです。

すでに紹介した「上半身ゆるゆるストレッチ」を行い、その上でこの「おなか脱力呼吸法」を行ってもらうのが一番良いですが、時間がなければ呼吸法だけでも結構です。寝る前の習慣にしてみてください。

ではやってみましょう。

実践！ おなか脱力呼吸法

やり方と図解 1

1日10回くらいやれば、十分効きます。
あせらないで心ゆったりと実践しましょう。

おなか脱力呼吸法ポジション

枕のない状態で横になり、全身の力を抜きます。そして鼻から胸に緩やかに息を入れて。勢いよく吸い込まず、自然に胸に空気が入ってくるように細く長く吸うのがポイント。

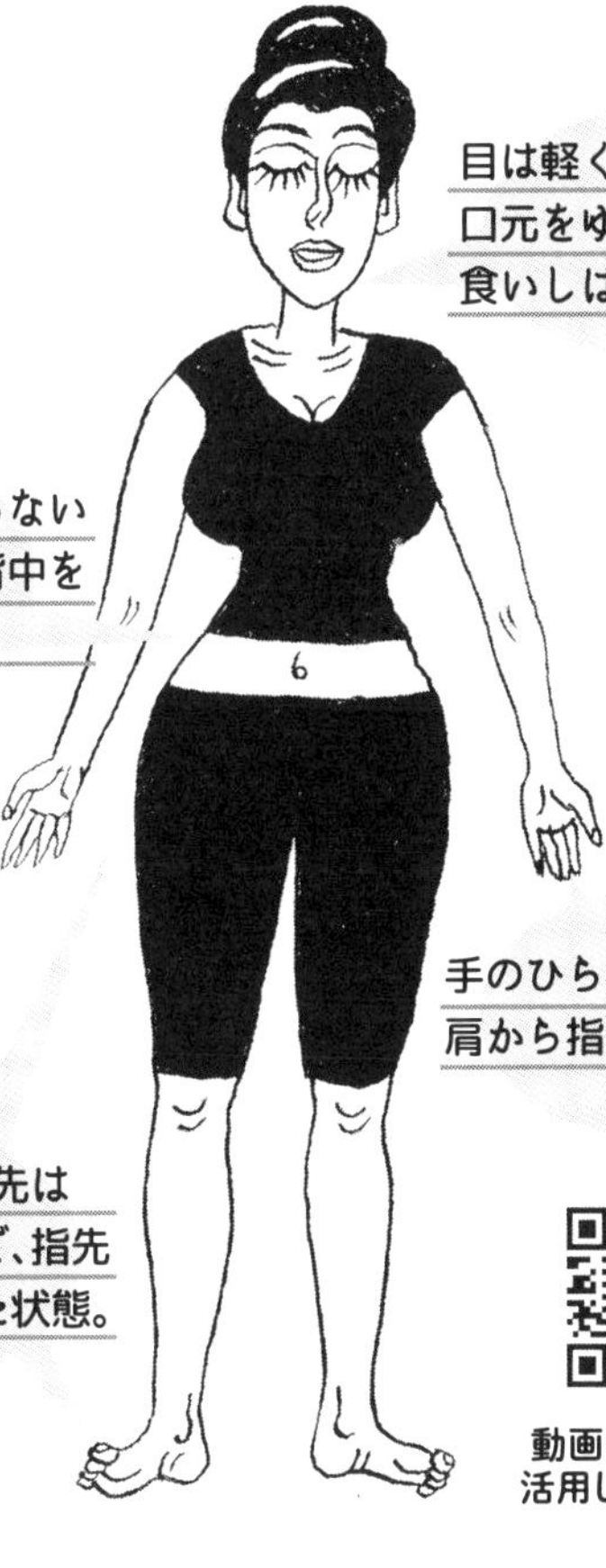
目は軽く閉じておく。口元をゆるめ、奥歯の食いしばりを開放。
腰が緊張して反らないようにおなかと背中をリラックス。
手のひらを上に向けて、肩から指先まで脱力。
腰を伸ばし、足先はやや開き気味で、指先まで力が抜けた状態。

動画も良ければ活用してください

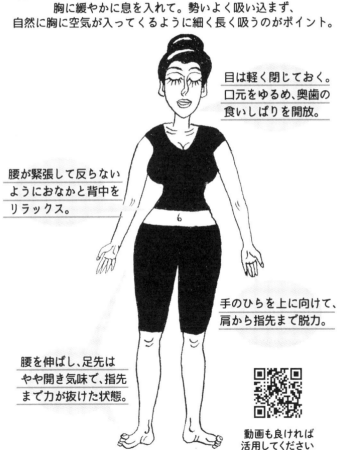

①鼻から胸に息を吸う

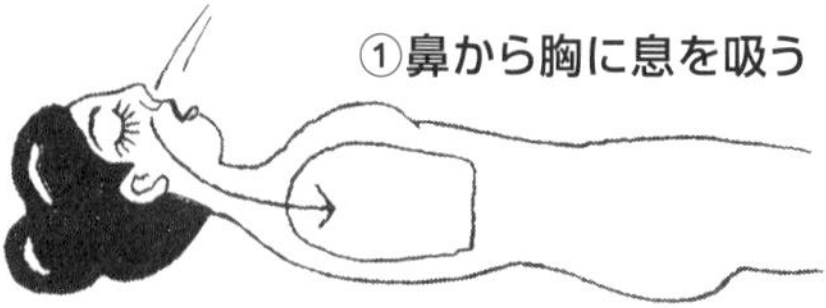

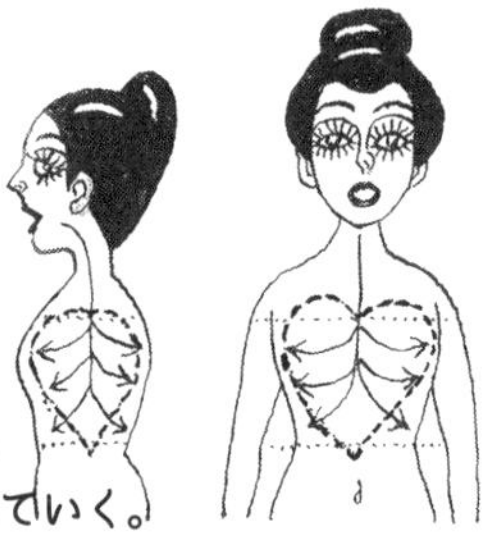

ハート形に吸って！ 息を入れる場所は、
上は脇の下を結んだラインから、下は１番下のろっ骨を結んだライン。
そこにハート型の風船があるようにイメージして、この風船を膨らませるように力を入れていく。

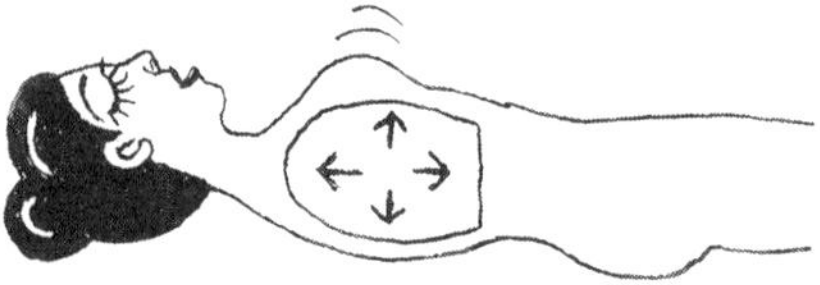

②胸のすみずみまで
空気を入れる

鼻から入ってきた空気を胸の中のハート型の風船の隅々まで届くように息を広げます。この時、おへそより下には空気を入れないよう注意して。「腹式呼吸」は内臓を下げるのでNG。

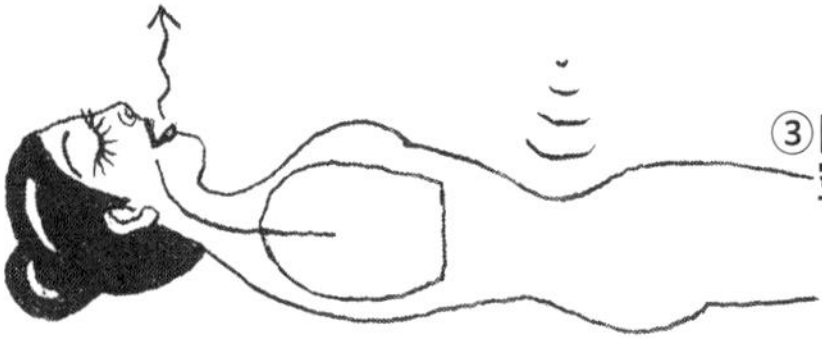

③口とのどの奥をひらいて
空気の通り道をつくる

のどの奥の気管をそっと開く。そのまま自然に息が口からもれて出ていくようにする。息を吐ききらず、胸に空気を少し残しておくのがコツ。胸はなるべく大きく吸ったままキープしよう。

④おなかの底の方から口に向かって息を抜いていく

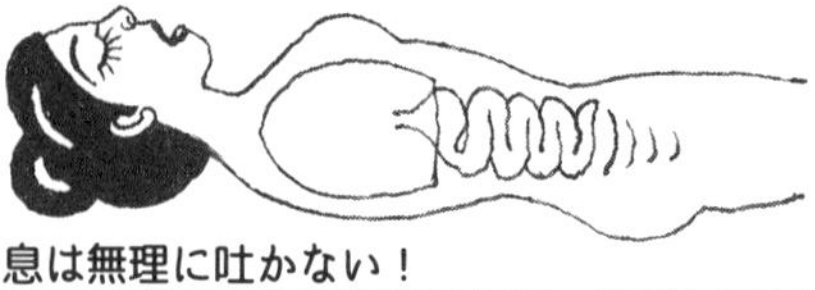

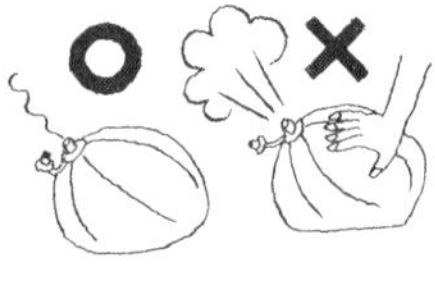

息は無理に吐かない！
ビーチボールの先を開けた時、自然に空気が漏れるようなイメージで。ボールを押すように腹筋に力を入れたり、力んで息を絞り出すとせっかく胸郭に引き上げた内臓がまた下がってしまい逆効果に！

毎晩10呼吸で下腹がスッキリ！

小さく硬くなったろっ骨が広がり、本来の位置より下がっていた胃や腸が、肋骨の中の空間に吸い上げられる。すると、お腹はぺったんこに！

おなか脱力呼吸法〈やり方と図解 2〉

うまくいかない時には こうやってみよう

1 うまく胸に吸えない時　ろっ骨をゆるめる

胸全体から脇腹まで、てのひらでポンポンと叩きましょう。
強く叩きすぎると体が緊張して逆効果。
「あぁ、気持ちいい」というくらいがよい力加減です。

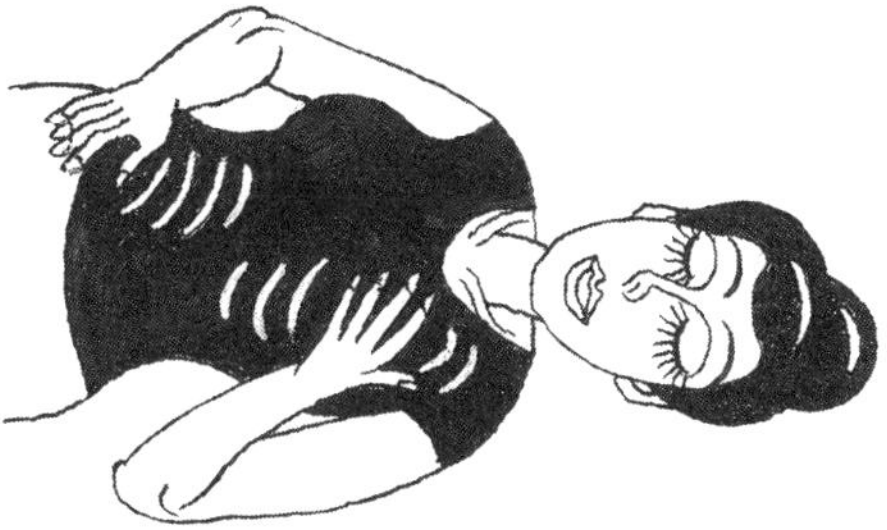

1 うまく自然に吐けない時　のどをゆるめる

あくびをするようなイメージで、口の奥を開いてください。
その口を開いたまま、ゆったりとした気分で「もあ〜」と、
息を抜いていきましょう。
やさしく数回行い、その口の形を覚えて次のページに進みましょう。

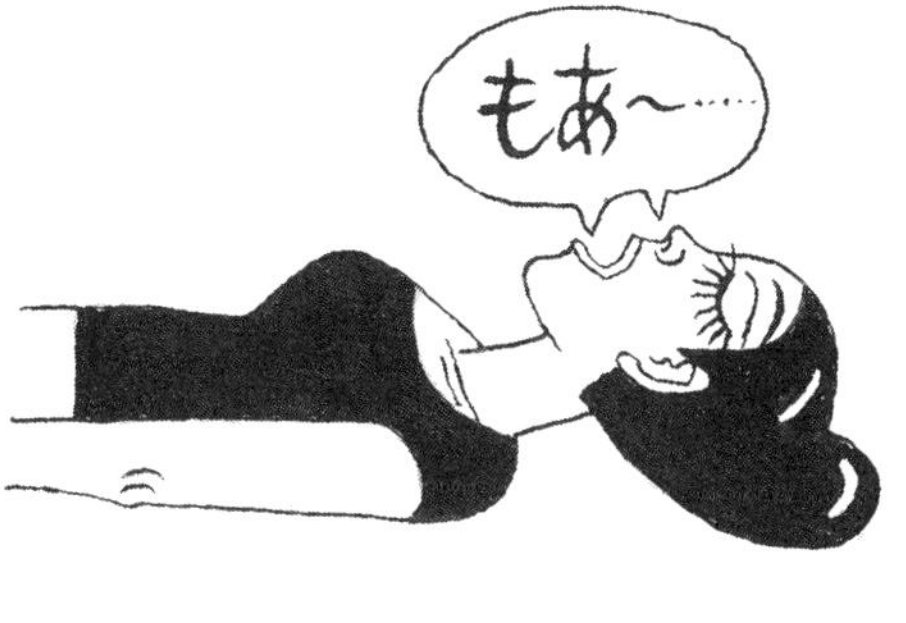

息を吸うポイントはここ！

おなかに空気を吸う「腹式呼吸」に慣れている人は、
はじめは少し難しいかも。
ポイントは肺の中の空気の流れをイメージすることです。

1 肩やのどに力が入らないように気をつけて、鼻から胸にゆるやかに息をいれましょう。「吸う」のではなく、「自然に空気が入ってくる」感覚で。最初は6割程度の空気が入ればOK。

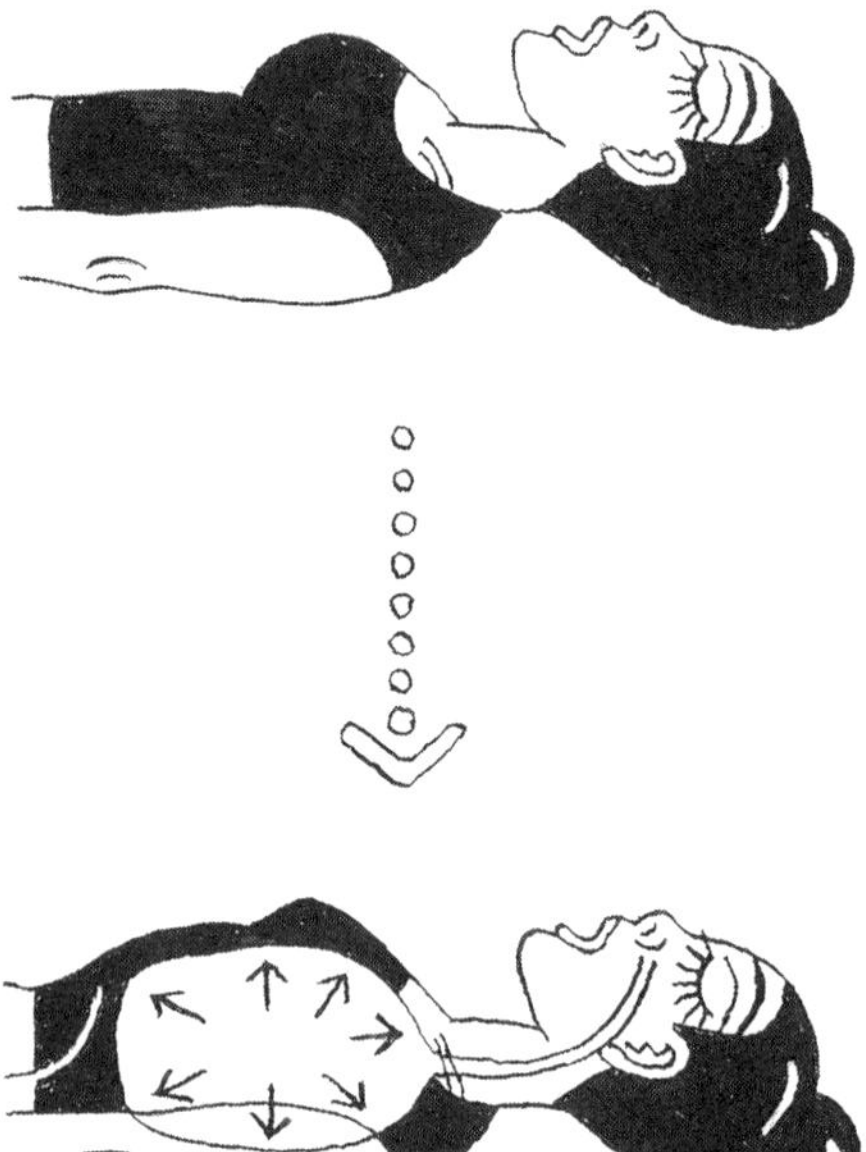

2 鼻から入ってきた空気が、少しずつ胸の中の風船(＝肺)を膨らませていくイメージ。
胸全体～みぞおちまで膨らんだら完了。

気をつけよう！
吸う時のよくある失敗例 ×

1 エビ反り呼吸

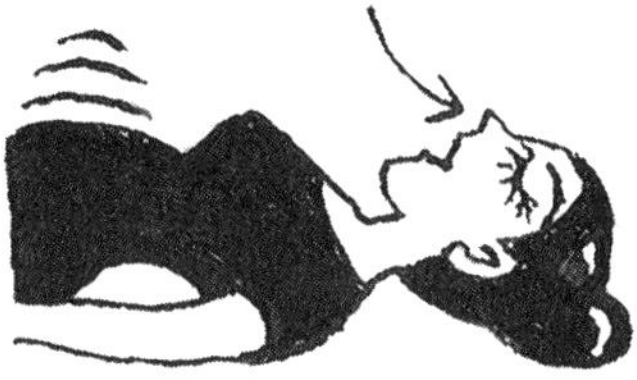

胸が大きくふくらんだと思ったら実は背中を無意識に反らしていたなんてこともよくある失敗例。

2 ぽっこりおなか呼吸

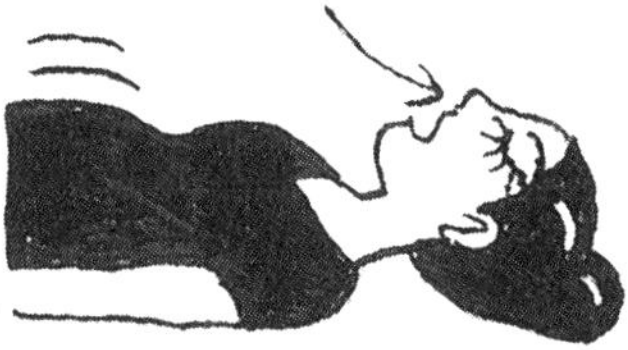

自分では空気を胸にいれているつもりで実は下腹に入っていたり、たくさん吸おうとしすぎて下腹までふくらんでしまわないよう注意。

3 いかり肩呼吸

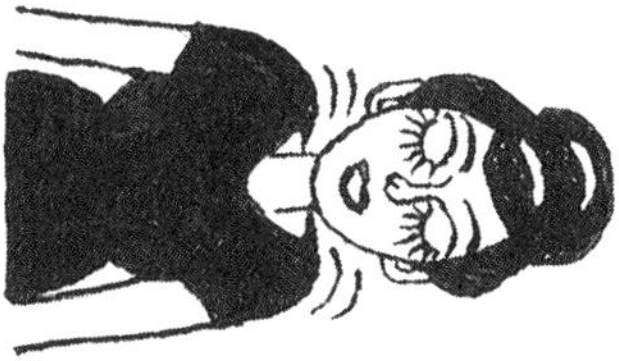

胸に吸おうとすると、ついつい肩に力が入ってしまいがち。意識するポイントを少し下げて、両脇を結んだラインより下に空気を入れるようにしましょう。

4 こわばり顔呼吸

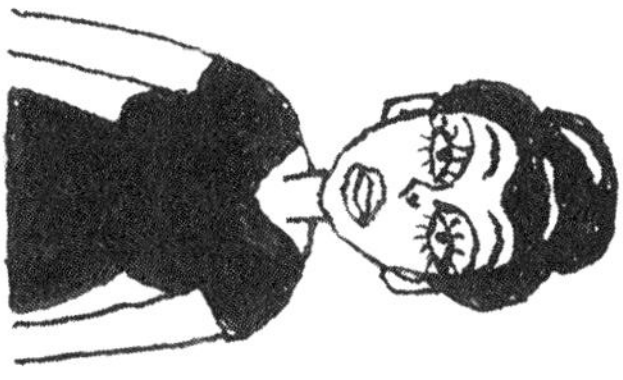

一気にたくさん息を吸おうとして口元やのどに力みが入ってしまうと逆効果。一見吸っているのかどうかわからないくらいゆるやかに吸うことが成功のコツ。

息を抜くポイントはここ！

ふん張ると、一部の空気が下腹を直撃！
内臓を圧迫しながら下へ下へと押し下げます。

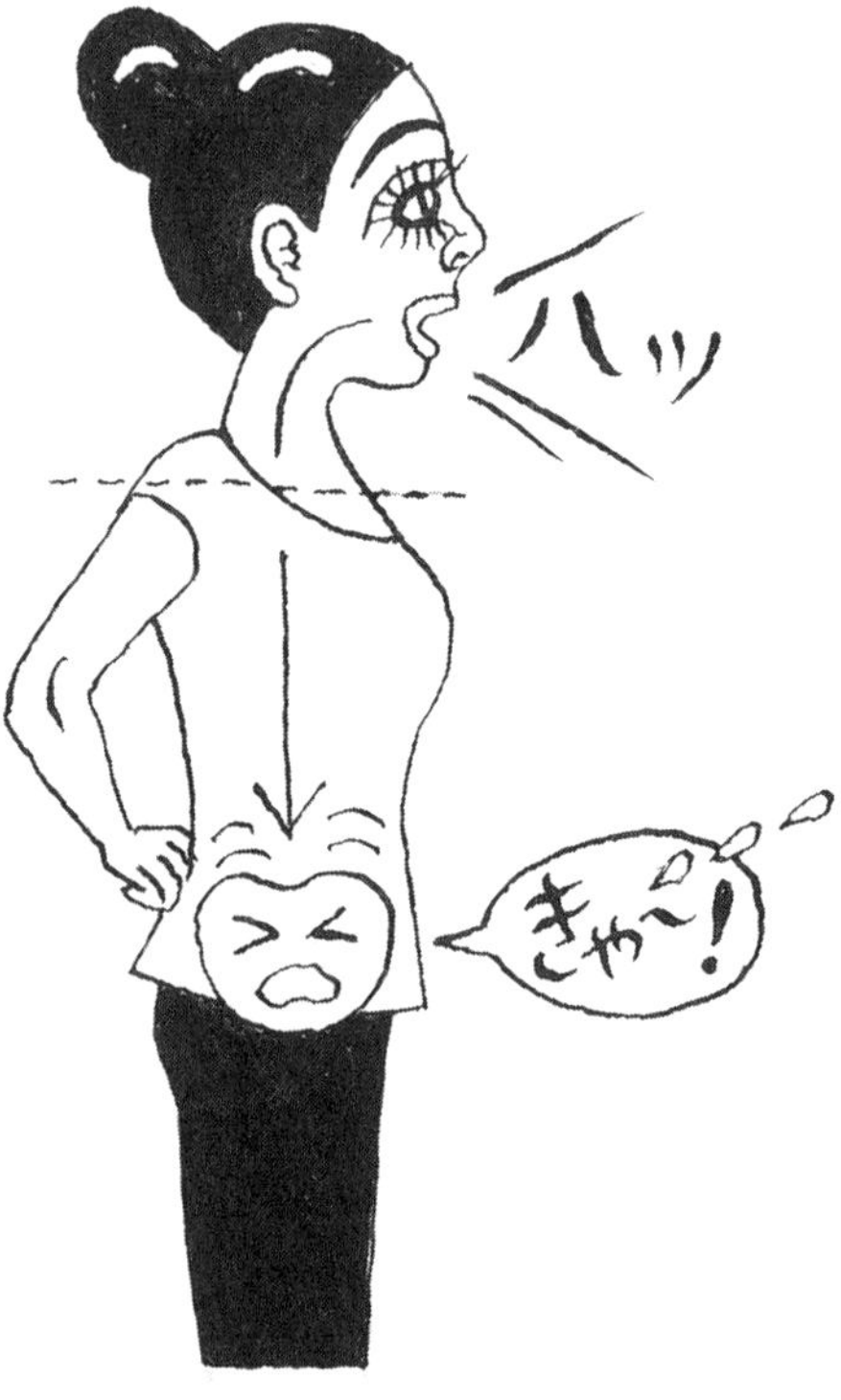

多くの人はふんばると下向きの腹圧がかかり、ろっ骨が狭まり内臓が下垂してしまいます。
できるだけ力まず、おなかから胸を通り鼻に抜ける空気の流れをイメージしましょう。

気をつけよう！
吐く時のよくある失敗例 ✕

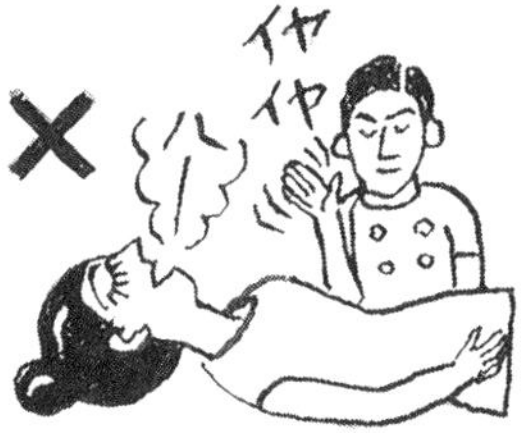

生真面目に張り切りすぎて「ハーッ！」。
手ごたえバッチリだけど、息は浅く抜けるのみ。物足りなくても「息が出ていく手ごたえが全くない」を目指しましょう。

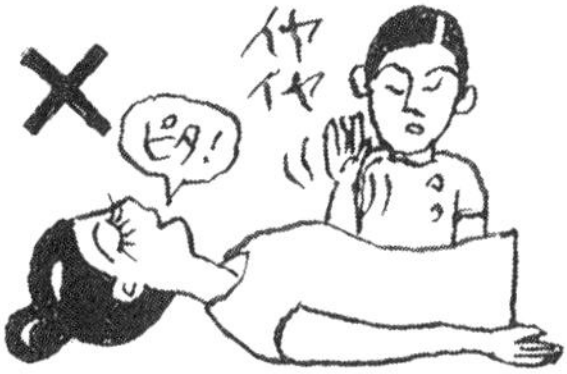

息を止めていたら窒息します。
「息を無理に吐かない」＝「息を止める」ではありません。
息は「吐かず」さりとて「止めず」。
目指すは「勝手に抜けていく」。

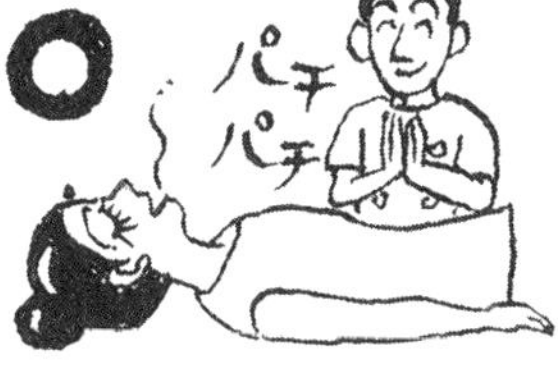

本来、呼吸とは無意識に行われるもの。
「何もしないで放っておく」と心の中で唱えながら口をあけておきましょう。
そうすれば、息がわずかにゆらゆら抜けていく……。

どうしても「しっかり頑張らないと効果が出ない」と思いがちですが、この呼吸はしっかりやりすぎは逆にNGです。
「本当に息が出ているのかしら？」くらいが実はうまくできているサインです。

呼吸のあなどれない効用とは

元々この「おなか脱力呼吸法」は、内臓下垂の解消を目的として作られたものです。しかし胃下垂や腸下垂で整体を受けに来た人にこの呼吸法を実践してもらったところ、「先生に寝る前10回するように言われたのに、5～6回くらいしかした記憶がない」と口を揃えて言うのです。

つまり10回もかからず寝落ちしてしまったということです。以来この呼吸法を不眠症の改善にも活用するようになったという経緯があります。

もちろん１００％の効果があるとは言いませんし、すぐに寝つける人もいれば、数週間、数か月かかる人もいます。

実際にうまく呼吸のコツがつかめるまで、焦らず取り組んでもらえたら良いと思います。

さらにこの「おなか脱力呼吸法」は、睡眠以外にも私たちの身体に大きな恩恵を与えてくれます。「もともとは内臓下垂解消のために開発された」と書いた通り、この呼吸法は数あるセルフケアメソッドの中でも、内臓環境を整える力がとびぬけて高いものです。

下垂した内臓を引き上げることで、内臓本来の働きを取り戻し、内臓に起因する様々な不調を改善していくことが期待できます。

また委縮したろっ骨を健康的な大きさまで広げ直すこともできます。

蛇足ながら私の場合、元々の肺活量は3500ccでしたが、「おなか脱力呼吸法」を熱心に実践した結果6300ccまで増大しました。

我ながらちょっと行き過ぎだったかなとも思いますが、そのくらいの効力があるのです。

もちろん睡眠にとっても、深部体温を下げる効果に加え、この呼吸法は特に副交感神経の働きを引き出す力が強いので、寝入る前に行うのがぴったりなのです。また夜中に目が覚めて再び寝つきたい時などにも活用できます。

ぜひ一生のお供として習慣化してもらうとたくさんのご利益があると思います。

実践！　眠れない家族をスッと寝つかせてあげる方法　やり方と図解

仕事などで気持ちが高ぶって興奮して眠れない、そんな時にとっておきの方法をご紹介しましょう。

これはセルフケアではなく、人にやってもらう（やってあげる）眠活メソッドです。一人ではできないのは残念ですが、その分相手には絶大な効果を与えられます。

相手にうつぶせに寝てもらい、自分の土踏まずで相手のふくらはぎをころころと転がしながらほぐしてあげます。疲れたら反対の足を転がすように交互に行うといいです。

決して痛くないように、相手の気持ちいい力加減を聞きながら、約5分転がしてあげます。早い人はこれだけで「ぐーっ」と寝てしまいます。

次に相手のつま先から順に土踏まずまでゆっくり踏んであげます。これも痛くないように、やさしく赤ちゃんの背中を「とーんとーん」と寝かしつけるようなイメージで踏んであげてください。

疲れている人は、これでスッと寝てくれます。ぜひ試してみてください。

実践！
眠れない家族をスッと寝つかせてあげる方法

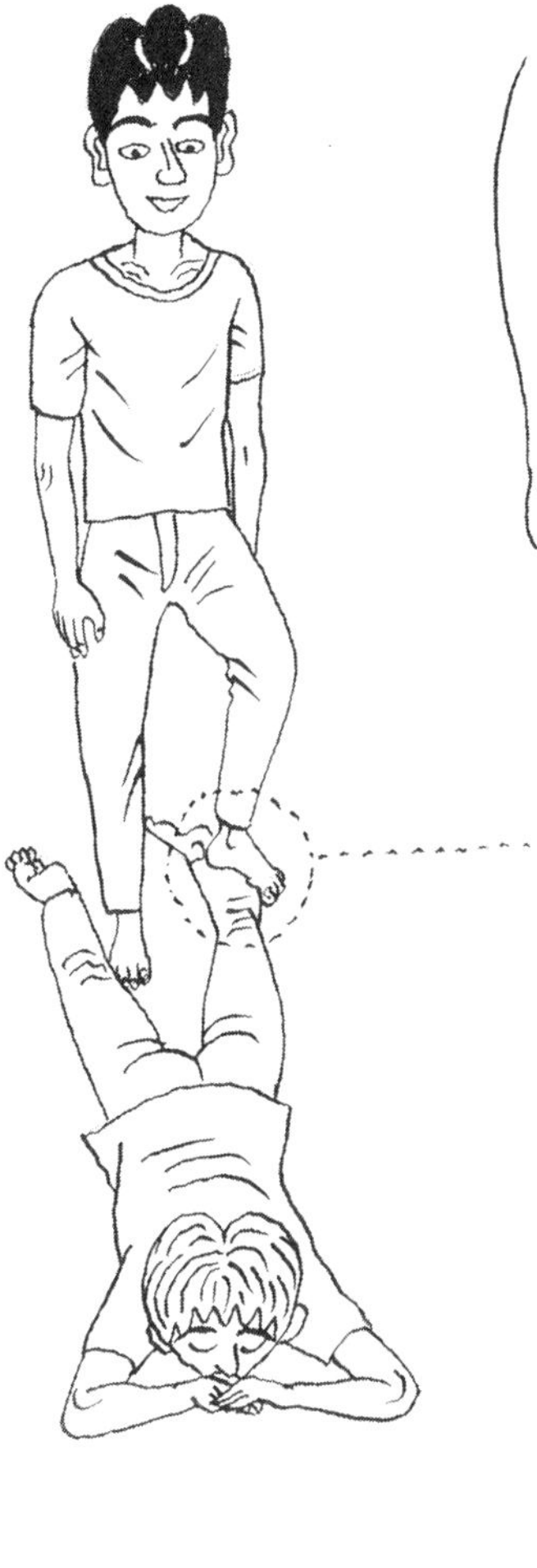

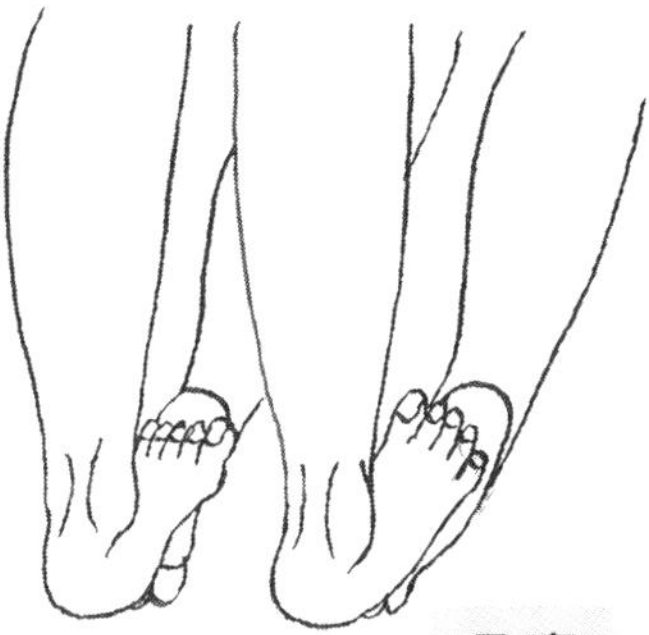

足裏

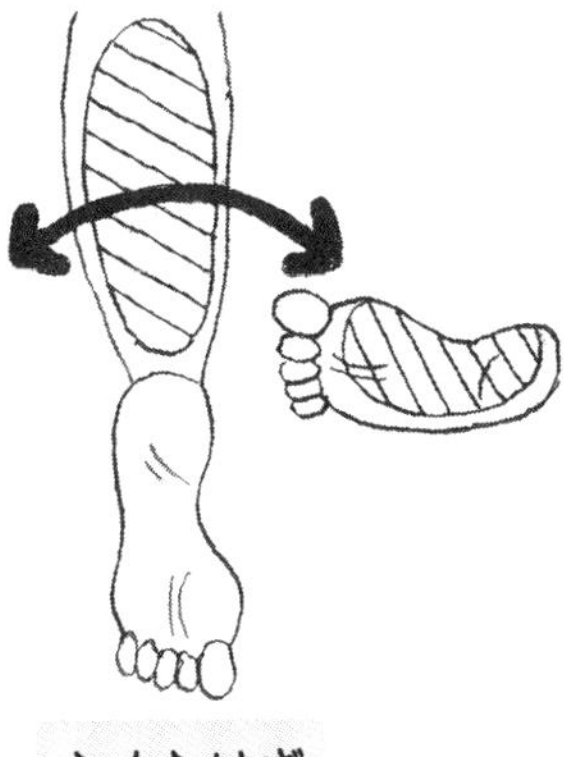

ふくらはぎ

【Column 三宅の視点】
ホルモンの世界は摩訶不思議

私たちの身体の中にはなんと100種類以上のホルモンがあると言われています。しかもまだすべてが解明されたわけではないので、おそらく未知のホルモンもたくさんあるはずです。

ちなみにホルモンと言っても焼肉屋で食べるあのホルモンではなく、血液の中に溶け込んで全身をめぐりながら、身体の状態を好ましく保つための「情報伝達物質」というものがその正体だそうです。

アドレナリン、エストロゲン、副腎皮質ホルモン、コルチゾールなど聞いたことのあるホルモンもあるのではないでしょうか。

このホルモンがややこしいのは、その種類の多さだけではなく、相互に働きが関連していることです。

人類はホルモン全体の働きを一部しか解明していません。だからこそ気をつけたいのは、このホルモン同士のつながりを単純化しすぎることです。例えばメラトニンという睡眠ホルモンを増やしたいから、そのもとになるセロトニンを増やせばいいというような単純化です。

それにも一面の真理はあるでしょうが、メラトニンも、セロトニンも、睡眠以外の分野で独自の働きを持っていて、そこでは違うホルモン物質との関わりがあります。つまりホルモン同士は単純な一本線ではなく複雑な網目状の関わりなのです。

それなのに安易に特定のつながりだけをピックアップして関与する、例えばサプリメントで特定のホルモンだけを補うとか、薬で特定のホルモンの働きを抑制するとか、そういう関与をすればするほど、ホルモンの関係が混乱します。

それはかえって身体全体の自律神経の混乱と不調を招くことになるのではと、私は危惧しています。

第3章

〈お白湯《さゆ》おなか温《あたた》めマッサージ〉でデトックス「すっきり目覚め」を実現する

軽視されがちな「後半の睡眠」について考える

多くの睡眠本やその元になっている睡眠学の中では、始めの3〜4時間の特に深い眠り（徐波睡眠）に関する言及が多いようです。もちろんそれも理にかなった話ではあります。

睡眠中の脳波を観察すれば、始めの3、4時間に深い眠りの脳波が集中しているのですから、「いかに速やかに寝付き、そして深く眠り込むか」それが睡眠全体の質をある程度決定するというのは事実でしょう。ですから本書においても第2章は「前半の睡眠」に絞って書いてきました。

しかしだからと言って「後半の睡眠」は重要ではないと言えるでしょうか。最近よく聞くようになったショートスリーパーもこの前半の睡眠重視の影響を受けているように思います。

ちなみにショートスリーパーの定義は、1日6時間以内の睡眠で健康的に暮らしていける人たちのことです。古くはナポレオンやレオナルド・ダビンチ、最近では孫正義、武井壮という方々がショートスリーパーとして有名です。

皆さんの中にも「ショートスリーパーになれば、もっと時間を有効活用できるのに」

と憧れている人もいるでしょう。睡眠を「活動できない無駄な時間」と考えるならば、なるべくショートスリープにしたいわけで、そうなると「短く効率的に寝て早めに起きる」こととなり、結果として後半の睡眠を削ることになります。

私はこれがとても危険なチャレンジだということを、この章で明らかにしていきます。なぜ後半の睡眠を削ることが危険なのか、そのために睡眠中に何が行われているのかについて解説しながら、後半の睡眠を向上させる方法を紹介していきます。

では第3章の始まりです。

睡眠不足の人の身体にふれて分かること

まず少し、私の臨床経験のご紹介をしましょう。

わたしが院長を務める「わごいち」は整体院を名乗っていますが、中身は少し変わっています。おなかを揉むという施術自体も相当珍しいですが、さらに病気にならないことを目的とした「予防整体」という新しい取り組みをしています。

この予防整体コースにはお客さん（わごいちでは不調を抱えていない人も来るので患

者さんとはいいません）の中には5年、10年と通い続ける人がたくさんいます。

この長年にわたる定期通院というシステムは、私にとって「同じ人の体調や体質の変化を長期にわたってウオッチできる」という貴重な経験とデータを与えてくれます。これほど長期にわたって人の身体に表われる変化を観察し続けることができる環境は多くはないと思います。そしてこの特殊な環境が実にさまざまな発見をもたらしてくれます。

例えば食生活が私たちの体質変化にどのような影響を与えるかという事も、年単位で追跡することができます。それが何百人ものデータとなれば、個々の体質によって与える影響の違いなども見えてきます。

また同じ人で、生活が変化した時にどういう変化が起こるかというデータも集められます。その上に内臓も筋肉も骨も血管も触れますから、全身的な変化が把握できます。このようなデータの取り方をしている治療院や研究機関は他にはないはずです。

そのような取り組みを続けるうちに、いつしか私は寝不足の時とそうでない時の明確な身体上の違いを見分けられるようになったのです。具体的に言えば、睡眠時間が4～5時間のグループと、7～8時間のグループに分けてそれぞれの身体に触れれば、明らかな違いを見つけることができます。身体に触れればわかります。

また同じ人でも、平均4〜5時間しか寝ていないひと月を過ごした時と、7〜8時間寝ているひと月を過ごした時では、やはり明らかに身体の状態が違っているのです。

どこが違うかと言えば、それは主に「肝臓」「腎臓」「筋肉」です。

睡眠が不足すると筋肉が硬くなる

睡眠不足の生活が続くと全身の筋肉が一様に硬くなります。特定の部位に留まらず、全身すべての筋肉が硬くなります。どのように硬くなるかと言えば、よく睡眠した正常な筋肉はつきたての餅のような柔らかさと弾力がありますが、寝不足の筋肉は粘土のような伸びの無い弾力になります。

ここで思い出すのがスポーツの怪我です。スポーツをしている人なら聞いたことがあると思いますが、疲れている時や寝不足の時は怪我をしやすいから気をつけなさいと言われます。また工場などの肉体労働の現場でも同じことが言われます。

これはなぜかと言えば、疲れている時、寝不足の時の筋肉は硬くて柔軟性を失うからです。何かの拍子にぐっと筋肉が伸ばされたとき、柔軟な状態なら伸びて受け止められる負荷に耐え切れず、筋繊維がブチっと切れてしまう。そして肉離れなどの大けがをします。

また寝不足は全身の筋肉を固くしますから、当然顔の表情筋も硬くなります。同じく睡眠不足による浮腫みや肌荒れも絡みつつ、表情筋の硬さが顔全体を引き下げ一時的に老化したような状態になります。睡眠不足が美容の大敵というのはこのような理由にもよるのです。

寝不足にも文句を言わない「沈黙の臓器」

人の身体は睡眠不足になると「筋肉」だけでなく「肝臓」や「腎臓」なども硬くなります。触れてみると肝臓は腫れ感を伴う硬さ、逆に腎臓は萎縮感を伴う硬さという違いはありますが、いずれにせよ硬くなります。

一般的に肝臓や腎臓の異常はなかなか発見しにくいものです。まず自覚症状として「あ、いま腎臓が悪いな」とか「肝臓が痛いな」とか感じることはないはずです。「胃が痛いな」とか「おなか（腸）を下しているな」とか感じることはあるでしょうが、腎臓や肝臓の異常はなかなか自分では気づきにくいのです。

では病院で診てもらえばいいじゃないかと言う人もいるでしょう。

しかし病院で検査をしても必ず異常がわかるとは限りません。頻繁に人間ドックで検査をしているのに、急に肝臓がんが見つかったりする話も聞きます。

腎臓、肝臓、すい臓、脾臓などを総称して「沈黙の臓器」と呼ぶこともありますが、病院で検査をしてもそれらは特に異常が見つかりにくいのです。

怖いことに睡眠不足はこの沈黙の臓器にダメージを与えます。それもほとんど沈黙したまま、密かにダメージを受けています。

ここで知っておきたいのは、肝臓や腎臓は睡眠中に血液の解毒や浄化というとても大事な仕事をしているということです。それらの大仕事を終えた後にようやく自分の細胞、組織のメンテナンスと休息をおこなう。そして朝を迎えるというのが理想の睡眠です。

ところが寝不足の人の肝臓や腎臓に触れると、不自然に熱を持った硬さや腫れが感じ取れます。深く触れると本人には刺すような痛みが発生します。本来ならばそんな痛みはないはずなのです。肝臓や腎臓の一部に炎症を起こしているのです。

このように明らかな異常でも、私の手に触れられるまで、本人はまず自覚されません。沈黙の臓器は睡眠不足によって密やかにしかし確実に傷んでいるのです。

寝起きに疲れがとれていないのは肝臓に原因あり

ところであなたは「朝、身体が重くてスッと起きられない」「寝ても昨日の疲れが抜けていない感じがする」そんなことは無いでしょうか。

実はこれは肝臓に炎症を持っている人の特徴です。ちゃんと寝たはずなのになぜか目が覚めてもスッキリしていない。身体が重く、頭もボーっとしてやる気も起きない。会社に行くのをおっくうに感じます。

月曜日に学校や会社に行くことを特に憂鬱に感じることをブルーマンデーと呼びますが、多くの場合それは精神的な問題や睡眠不足に原因を求めがちです。

しかしそこに肝臓の炎症が隠れている、そのように考えられます。

肝臓はお酒を飲む人だけが気にすればいい臓器、そのように考えている人も多いと思います。しかし実際にはお酒を飲まない人の肝臓もひそかに傷んでいるし、身体の疲労は肝臓の状態によって大きく左右されることを私たちは知っておくべきだと思います。特に寝起きの「身体の軽さ重さは肝臓が決定している」ことは、まだほとんど知られていませんが、私の臨床経験上から確かな事実といえます。

肝臓を悪くする3つの原因

ではどのような条件で肝臓が悪くなるのでしょうか。

多くの人の肝臓がこれだけ悪くなったのは比較的最近のことではないかと思います。ここ数十年の私たちの生活習慣の変化と肝臓状態の悪化には、明らかな因果関係が見て取れるからです。私たちの生活の中で肝臓にダメージを与えている原因は大きく3つあります。

1つ目は、食品添加物や農薬などの問題です。

肝臓はいくつかの重要な働きを持っていますが、解毒という特に重要な役割があります。食べ物や飲み物、薬やサプリメント、あるいは汚れた水や空気など、私たちの身体には外の世界からさまざまな異物、毒物が入ってきます。

毒物がそのまま体内に蓄積されると病気になるので、身体はそれらを無毒化し、体外に排出しています。それを肝臓が中心となって行っているのです。

最近特に問題なのは、加工食品の偏重です。今やコンビニエンスストアの食品で食事を済ませる人も増えていますが、その食品には様々な添加物が含まれています。防腐剤、香料、着色料などです。それらは食べ物の見た目を良くし、保存に寄与してくれますが、一旦体内に入ると異物・毒物でしかありません。レトルト食品にもサプリメントにも添加物は使われています。便利な加工食品に頼れば頼るほど私たちの肝臓は解毒と言う働きが増えていき、負担となり、炎症をおこしていくのです。


肝臓を悪くする2つ目の原因は糖分です。

肝臓には余剰の栄養素を蓄積し、必要な時にとりだす倉庫の働きもあります。しかし特定の栄養素が過剰に貯蔵され、しかもほとんど消費されないとなると、肝臓の倉庫がギュウギュウ詰めになり負担がかかります。

最近の傾向として糖分つまり甘い食べ物の過剰摂取が肝臓に大きな負担をかけていることを、私たちは知っておく必要があります。

糖分は呼吸や体温をあげる時、運動するときなどのエネルギーになります。しかし糖分の過剰摂取と運動不足の生活で、糖分がどんどんたまっていくという事態になっています。あまった糖分は肝臓に保管されますが、肝臓の容量にも限りがあります。それを超えると肝臓全体が肥大し「脂肪肝」という状態になります。これが肝臓により大きな負担を与えているのです。

そして肝臓を傷める3つ目の原因は、もちろん睡眠不足です。そのメカニズムについて次に解説しましょう。

後半の睡眠中に身体のなかで起こっていること

図を見ればわかる通り、後半の睡眠の眠りは前半に比べると少し浅くなります。ぱっとこの図を見ると、前半にしっかりと身体を休め、回復させて、後半で取りこぼした分を補っているのかな、そんな風にも感じられる脳波の動きになっています。

しかしより身体全体を見渡した上で、より詳細にこのグラフを見れば、決してそんな単純なものでない世界が垣間見えてきます。

注目したいのはノンレム睡眠の深さの違いです。グラフの左の1〜4のメモリに注目してください。ノンレム睡眠はその深さを4段階のステージで表します。数字が大きいほど眠りが深いということを意味しています。

これで見ると前半の睡眠はステージ4が多く、後半の睡眠はステージ3が多いですね。ステージ3でも充分に深い徐波睡眠の状態ですが、前半と比べると少しだけ浅い状態ということです。

私は後半の睡眠、いや睡眠全体にとって、このステージ3が大事なポイントだと思います。このステージ3に何が体内で行われているのか、そこに「次の日に疲れを残さず快適な翌日を迎える」ための重要なヒントが隠されているように思えるのです。

このノンレム睡眠のステージ3を理解するために、睡眠全体を俯瞰した一連のメカニズムについて考えてみましょう。

睡眠8時間の中で起こっている一連の出来事とは

さまざまな睡眠関係資料と私個人の研究をもとに、このように想定しまとめてみました。なおレム睡眠を加えると説明が込み入るので、ここでは抜いておきます。

入眠（寝つくこと）～1時間

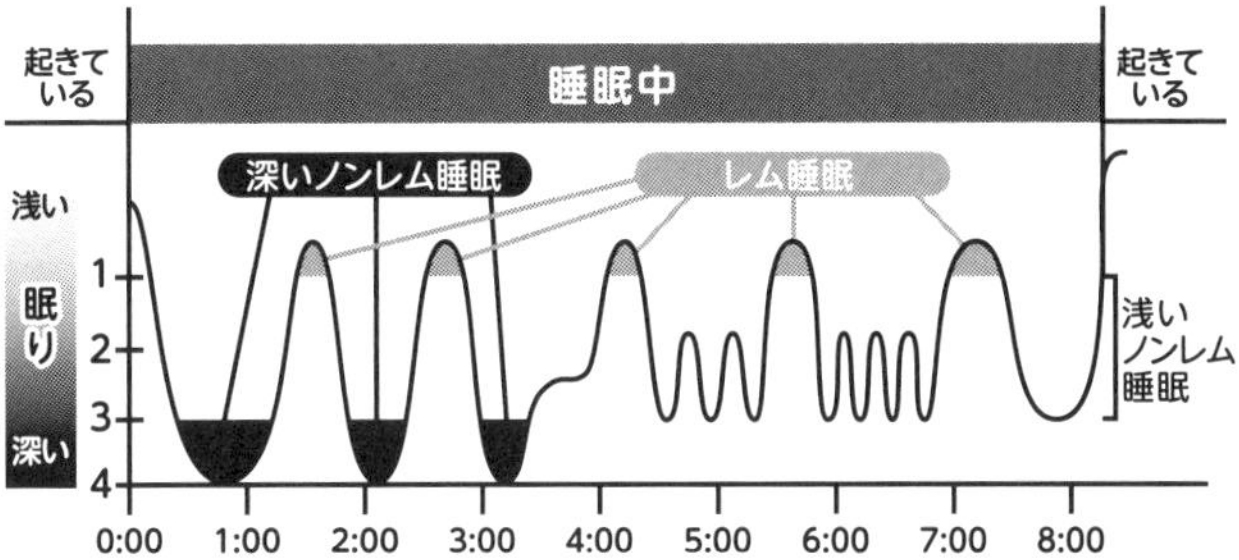

副交感神経の働きにより、深部体温が低下し（その反面手足の皮膚温は上昇）、血管が拡張、心拍、血圧も低下していく。全身の筋肉がゆるんで脱力状態となる。

1〜4時間後

もっとも深い眠りであるノンレム睡眠のステージ4に達する。ここでは生命活動の根幹を担う脳、心臓、肺、骨などを重点的に修復し、疲労物質を除去し、万全の状態へとメンテナンスを行う。このメンテナンスを効率よく行うために、心拍、呼吸、大脳の活動を限界近くまで停止する。それがステージ4である。

4〜7時間後

ステージ4で脳、心臓、肺、骨という最重要器官のメンテナンスを終えると、ステージ3のノンレム睡眠に移行する。ここではステージ4で手をつけてないその他の部位、器官のメンテナンスを行うと同時に、メンテナンス作業によって発生した血中老廃物や毒物の除去を行う。そして最後の仕上げに肝臓と腎臓の修復を行う。

7～覚醒（目を覚ますこと）

全身全細胞のメンテナンスが終わると覚醒ホルモンが分泌され、眠りが急速に浅くなり、覚醒する。

睡眠は身体のメンテナンス

私は生き物の身体とその働きには無駄なものは無いと考えています。

例えば一昔前には、盲腸や胆のうや甲状腺は意味が無いからと言って手術でとられることも多かったのですが、今はそれが間違いだとわかってきました。人の身体にはすべからく役割があります。長い進化の歴史の中で無駄なものは退化してきましたし、残っている物は全てなんらかの意味と役割があるはずです。

睡眠全体を見渡すと、前半の睡眠は、特に命に関わるもの、生きていく上で万全でないと困るもの、つまり脳、心臓、肺、骨の異常や不調をできる限り徹底的に治す時間です。

血圧や心拍が下がるのは休息のためでもありますが、心臓ができるだけ停止に近い方が心臓自体のメンテナンスが行いやすいからだと思われます。呼吸がゆっくり浅くなるのは、肺のメンテナンスを行いやすくするため、そのように考える方がより合理的に思えます。

まず優先度の高いところから徹底的に治し癒やす。それが前半の睡眠です。

次に後半の睡眠が続きます。ここではすでに脳や心肺、骨はメンテナンスが完了していますから、次に大切な筋肉のメンテナンスを行っていきます。昼間に動いて傷ついた筋組織を修復・強化しながら、筋肉にたまった疲労物質を除去していきます。

一口に筋肉と言っても全身の筋肉の総量はかなりのものですから、後半の睡眠時間をすべて使ってメンテナンスしていきます。

さらに後半の睡眠では血液の浄化、そして肝臓と腎臓のメンテナンスが行われます。これが一番最後の作業になります。

なぜ血液の浄化と、腎臓・肝臓のメンテナンスが最後になるのか。それはそれまでの睡眠の中でメンテナンスした結果、脳、心肺、骨、そして内臓・筋肉にたまっていた老廃物が血液に流れ込んでいるからです。それらの老廃物をまず全身から集められるだけ集め、肝臓で解毒し、腎臓で血液から除去して体外に排出するという段取りだからです。

血液を浄化しても、その後に脳や筋肉のメンテナンスをしたらまた血液が汚れてしまいますね。

ですからメンテナンスの順番としては腎臓と肝臓が最後になるのでしょう。

では後半の睡眠のステージ3のノンレム睡眠に話を戻しましょう。

ステージ3というのは深い眠りだけれども、心拍も呼吸もステージ4よりは動いているという状態です。ステージ4がほぼ停止状態なら、アイドリングをしているような状態といえるかもしれません。

なぜ少しでもアイドリングをしているのか、それは全身に一定量の血流を流し込む必要があるからです。内臓と全身の筋肉の修復と老廃物の回収のためには、ある程度の血液循環力が必要になります。

またこのタイミングでは心臓も肺もメンテナンスが完了しているので、ゆっくりと回転をあげていくこともできるのでしょう。

このアイドリングのもう一つの目的が、腎臓と肝臓に血液をどんどんと流し込んでいくことです。腎臓は血液から老廃物をこしとります。肝臓は血中の毒物を無毒化します。この二つの臓器にとっては、この時間はとても忙しい時間になります。

そしてこの腎臓と肝臓が夜中に頑張って除去した老廃物と毒物が、朝の黄色い尿となって体外に出ていくのです。

このように後半の睡眠は、前半の睡眠の残り仕事の時間などでは決してなく、このステージ3でしか行われない非常に重要な仕事をしていると考えるべきです。そうでなくてはいつ私たちの身体は、内臓や筋肉の修復を行うのでしょう。

夜中に何度もトイレに立って目が覚める

「夜中に何度も尿意をもよおして、その度にトイレに行くのが大変」「トイレに立ってしまうと眼が冴えて、その後眠りにくくなる」という訴えも少なくありません。これを夜間頻尿と呼びますが、やはり高齢者にその傾向は強いようです。これはもう歳だから諦めるしかないのでしょうか。

まず一つお伝えしておきたいのは、「ある程度」のあきらめは必要だという事です。

年齢を重ねるにつれて睡眠の質と時間が低下していくことは、さまざまな研究によって証明されています。もちろんそれでも改善の余地はいくらでもありますが、心のどこかで「ある程度はしかたない」という多少の割りきりがないと、寝られないことや夜中のトイレが余計にストレスに感じられて益々眠りにくくなってしまうことになります。それが一番怖いことです。

では夜間頻尿について、その改善方法を考えていきましょう。夜間頻尿には2つの原因が考えられ、それぞれに改善方法があります。

抗利尿ホルモンの働きを高める

普通、睡眠時は抗利尿ホルモン（尿量を少なくするホルモン）が分泌され夜間の尿量を減らしています。しかし加齢によりこのホルモンの働きが悪くなり、夜中の尿量がふえることで夜間頻尿となります。また、高血圧や心疾患、糖尿病、腎機能低下、あるいは水分の過剰摂取も夜間頻尿を引き起こします。

改善法はこの抗利尿ホルモンの分泌をなるべく正常化することです。睡眠に関係するホルモンは体内時計の影響を受けるので、昼と夜、起きている時と寝ている時の区別をしっかりわけ、なるべく規則正しい生活をすることがまず基本です。また特に日中に太陽を浴び、かつしっかり運動すること。昼寝をとりすぎないこと。身体をなるべく若々しくいさせるように暮らすことが大事です。

内臓下垂による膀胱圧迫を解消する

これは日中にも頻尿や尿モレなどがある人には特に知っておいてほしいのですが、胃や腸が下がる内臓下垂によって頻尿を起こすことがよくあります。というのは膀胱は腹部臓器の一番底にありますから、その上の内臓が下がってくると上から押しつぶされ、容積が小さくなってしまうのです。

そうなるとすぐに尿が満タンとなりやすく、頻繁に尿意を催すようになるのです。

この内臓下垂による膀胱圧迫が進行すると、咳やくしゃみをしたときに尿がもれたりします。これはもともと圧迫されている上に、咳やくしゃみの腹圧が瞬間的に膀胱を押し、尿をもれさせるのです。

この状況を改善するには、膀胱を圧迫している内臓を元の位置に引き上げるより他ありません。胃や腸が上に上がれば膀胱への圧迫もなくなり、膀胱も元の大きさに戻っていきます。そうなれば夜間頻尿の症状も改善していきます。

なお夜間頻尿の解消方法は、第2章とこの章で紹介している呼吸法とおなか温めマッサージ（特に腎臓もみと膀胱もみ）が効果的なので実践してみてください。この膀胱もみは前立腺等の問題も含めて、頻尿の悩みに応えることになるでしょう。また腎臓の働きについては第4章「睡眠体質の極意は腎臓をもむこと」をご参照ください。

腸と睡眠の深い関係

現代の食生活は私たちの腸に大きな負担をかけています。

お米を主食とし、新鮮な野菜、そして鶏や魚を少々。これらを味噌や醤油などの発酵食品を使って料理したものを食べているならば、腸がそんなに痛むことはありません。

しかし現代のように脂っこいもの、甘いもの、農薬や添加物などは腸にとって負担となり、腸管の所々に炎症やポリープなどができてきます。もちろん便秘などの原因にもなります。

また加工食品に含まれる防腐剤も問題です。これはつまり食べ物を腐らせるカビを殺す、つまり殺菌剤ですから、近年その重要性が盛んに言われる腸内細菌をも「殺菌」している可能性があるわけです。こうして腸は炎症が増え、腸内細菌が減ったり、悪玉菌が増えたりして弱っています。便秘や下痢という馴染みのある悩みだけでなく、近年は潰瘍性大腸炎や過敏性超症候群やリーキーガット症候群、あるいは大腸がんなど様々な命を脅かす病気が増えています。それだけ腸は大事だし、それだけ腸が傷んでいるのです。

実はこの腸の不調は睡眠にも深く関係しています。なぜ腸の不調が眠りの邪魔をするのか、それは自律神経の働きから説明ができます。

睡眠中は主に副交感神経の働きが優位となります。副交感神経は心と身体を穏やかにリラックスさせる働きをし、また深部体温をさげノンレム睡眠へと深く深く導いていきます。しっかりと深く眠るためには副交感神経の働きを高めることが必要です。

ところが腸は第二の脳といわれるほど神経の働きと密接な関係を持っています。便秘や下痢などが解消されて腸内環境がよくなると、副交感神経の働きがよくなることも近年の研究でわかってきました。ということは睡眠にも好影響を及ぼすのです。逆に便秘や下痢を抱えた腸は、腹部の不快感がストレスとなり、交感神経の働きを高めてしまいます。そうすると身体がゆっくりと睡眠を取れなくなってしまいます。

このように腸と睡眠は自律神経の働きによって密接な関係を持っているので、便秘や下痢に悩んでいる人は、そちらの方も不眠と一緒に取り組むことが悩み解決の最短距離となるでしょう。

免疫力を上げる大きな条件・睡眠

最近なにかと話題の免疫力。新型コロナウイルスが猛威をふるうなか、ワクチンを打ってもかかってしまう人もいれば、ワクチンを打ってなくてもかからない人もいます。

同じ屋根の下で暮しているのにかからない人とかかる人がいる。同じ学校のクラスでもかかる人とかからない人がいる。限りなく同じ条件で病気にかかる人とかからない人に分かれるのは、そこに免疫力の差があるからです。

この免疫力の差がなぜ生まれるのかと言えば、その条件はたくさんありますが、睡眠もまた大きな条件の一つです。

例えばがん細胞をやっつけるナチュラルキラー細胞という有名な免疫細胞がありますが、慢性的な睡眠不足によってその働きが低下することが明らかになっています。しっかりと寝ることが免疫細胞の働きを高めます。

なぜ免疫力と睡眠が関係するかと言えば、そのカギが腸にあるからです。先に腸と睡眠の関係の深さを説明しましたが、免疫力もまた腸と深い関係があります。なにしろ免疫細胞の7割は腸に存在していると言われているくらいですから。

つまり睡眠―腸―免疫細胞は相互に強い繋がりを持っているという事であり、どれか一つでも弱れば他の二つも問題を抱えることになるわけです。睡眠のためにも、免疫力のためにも腸を大事に整えなくてはなりませんね。

隠れた不調の真犯人「慢性炎症」と睡眠について

ここまで睡眠の質を上げるために、腎臓、肝臓、胃、膀胱、腸がどれだけ大事かという事を説明してきました。またこれらの臓器がいかに現代生活で傷んでいるかについても説明をしました。内臓も脳と同じかあるいはそれ以上に睡眠にとって大きな影響力をもっているのです。だからこそ内臓のコンディションを日中から大事に意識して整えていくことが必要なのです。

ところで皆さんは「慢性炎症」という言葉を聞いたことはあるでしょうか。まず炎症とは、身体の一部が赤く腫れたり膨らんだりすることです。もちろん正常ではなく異常な状態です。

例えば胃の一部に炎症ができれば胃炎、腸なら腸炎、肝臓なら肝炎と言うように基本的に炎症は身体のどこにでも発生します。そして不調の元となります。

この炎症の中でも特に厄介なのが慢性炎症です。これは文字通り長く続く炎症のことです。

実際問題、炎症ができてもすぐに治れば問題はありません。蚊に刺された所が赤く腫れて炎症になりますが、1～2日経てば治って元に戻ってしまいます。これは急性の炎症です。

それに対し慢性炎症は同じ場所でずっと炎症が継続します。なかなか治らない場合もあれば、治りかけた所にまた新しい炎症ができて続いていく場合もよくあります。

それでも炎症程度なら滅多に命を失うようなことにはなりませんが、慢性炎症が続くようなところにはもっと深刻な、例えばがん等の病魔がつけ入ってくることがあるのです。

　というのは、炎症部分は身体にとって大火事のようなものですから、平常の働きはできません。火事場に泥棒が入っても警察が対応できないように。慢性炎症部にがん細胞が入り込んでも免疫力が働きにくいのです。

　もちろんがんという深刻な話まで行かなくとも、慢性炎症はさまざまな不調の原因となります。睡眠問題もその一つです。睡眠の目的は、目覚めるまでに体内の全ての傷みや疲労を回復させてしまうことです。しかし内臓の慢性炎症は一晩寝たくらいでは、全て解消できません。治しきれずに治癒途中の状態で朝を迎えてしまうので、寝起きが重だるくなりやすいのです。

　誰しもが求めるスッキリした目覚め、軽快な目覚めの為には、内臓の慢性炎症をどれだけ解消しておけるかという事が、実は重要なテーマと言えます。

　ここからは、内臓の慢性炎症を解消するセルフマッサージをご紹介します。この章で解説してきた胃もたれや腎臓の疲れ、あるいは内臓の慢性炎症に効果がありますので、ぜひ実践してみてください。続けているとお通じやおなか周りのサイズダウンにも効果がありますよ。

実践！
お白湯《さゆ》おなか温《あたた》めマッサージ

・腎臓もみ　・胃もみ　・胆のうもみ
・大腸もみ　・小腸もみ　・膀胱もみ

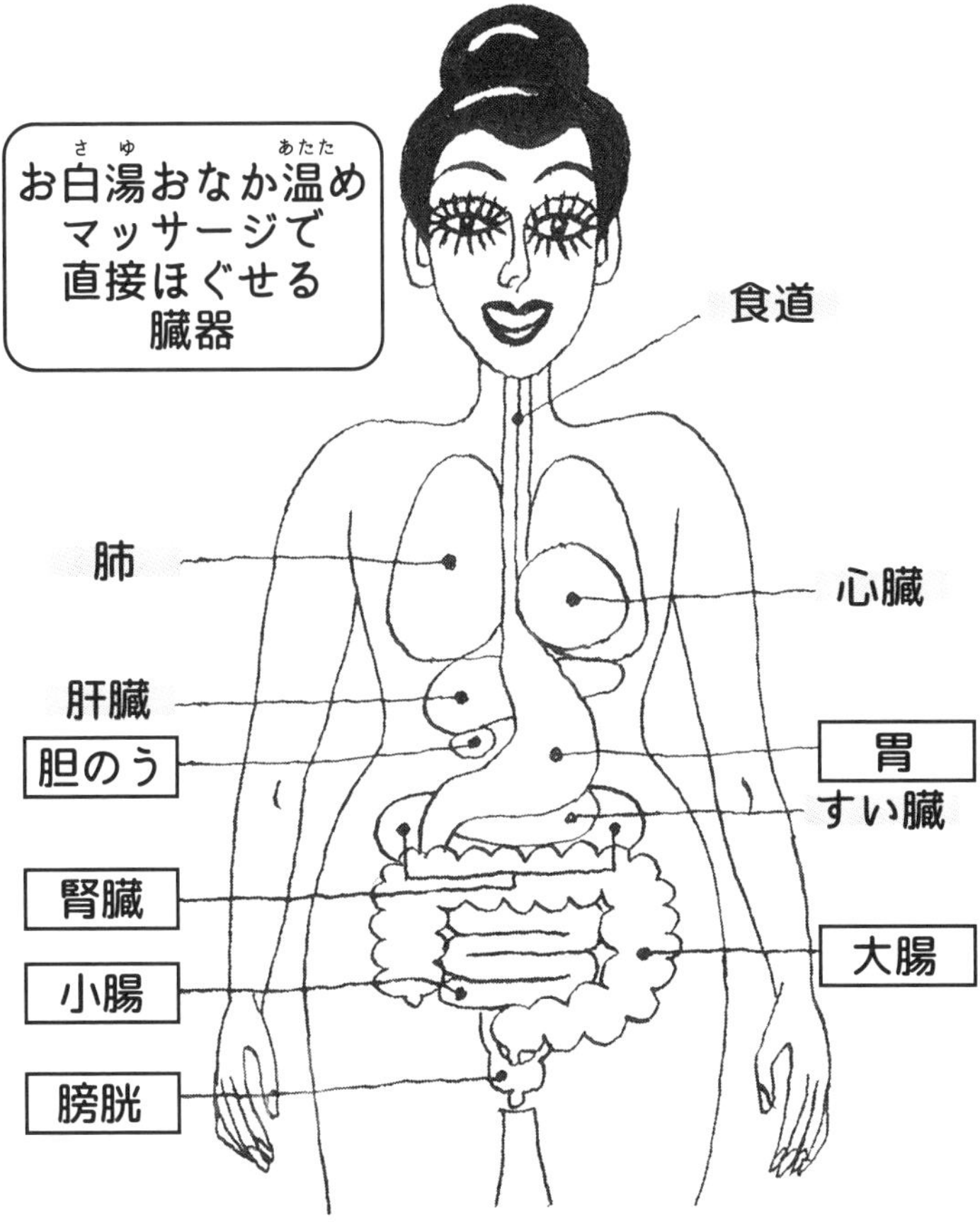

お白湯《さゆ》おなか温《あたた》めマッサージの準備

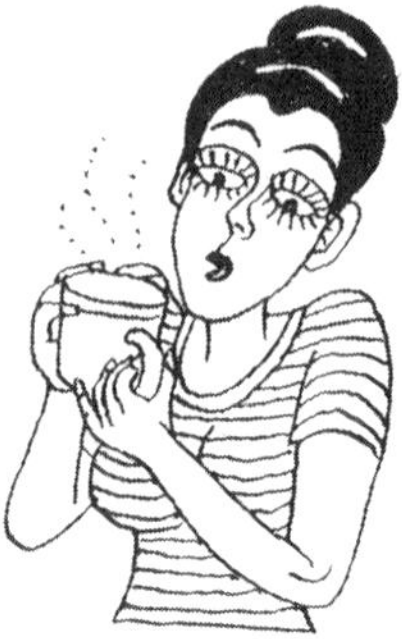

50～60 度位の温度のお白湯《さゆ》を「お白湯《さゆ》おなか温《あたた》めマッサージ」の 30 分前に飲みます。

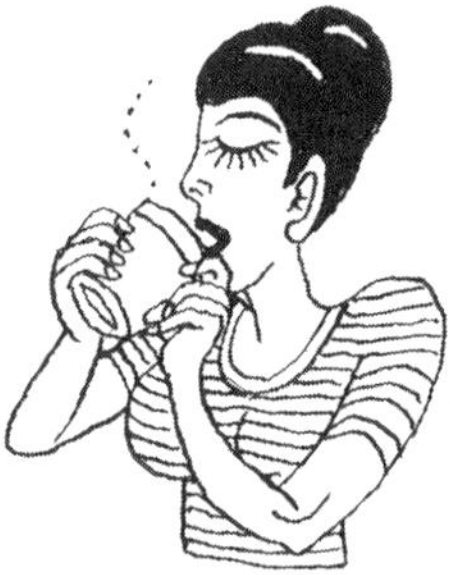

開始直前にもう一度お白湯《さゆ》を飲みます。量はどちらも 180cc 程度でオーケー。
(飲める量だけでいいです)

これから紹介する「おなか温《あたた》めマッサージ」の
手順に沿って、おなかをもむだけでオーケーです。

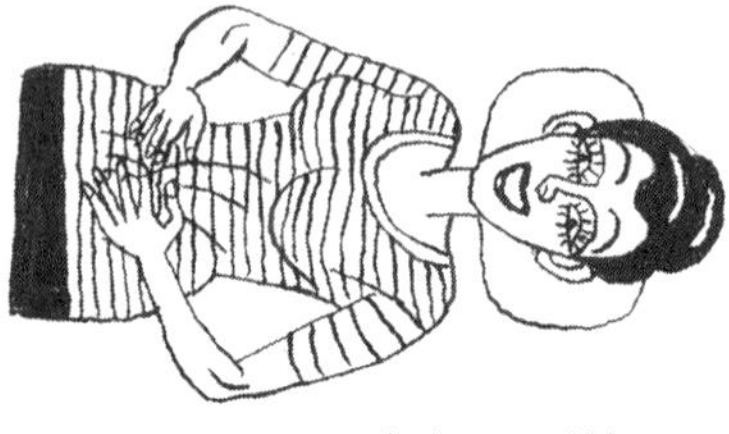

お白湯《さゆ》おなか温《あたた》めマッサージ
の動画あります。
良ければ活用してください。

おなかをもむときの要領

① 手のひら＝面でほぐす　/　② 指のはら＝点でほぐす
③ 小指のへり＝線でほぐす　/　④ 空洞＝空気でほぐす

おなか温めマッサージの手の動き

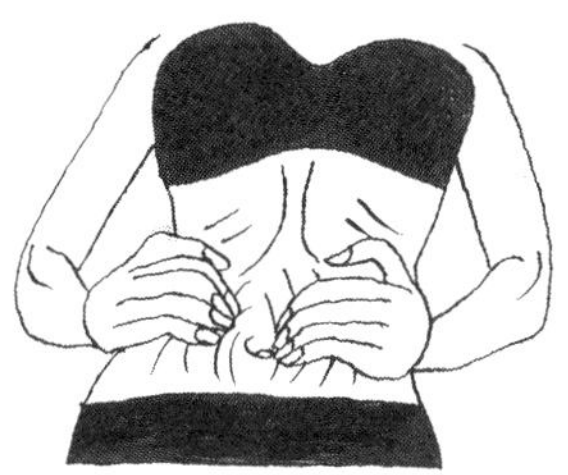

ゆらし

手を当てておなかを揺らします。「小腸もみ」で使います。内臓を大きくゆらしたい時、おなか全体の血流やリンパの流れを良くしたい時などに効果的です。

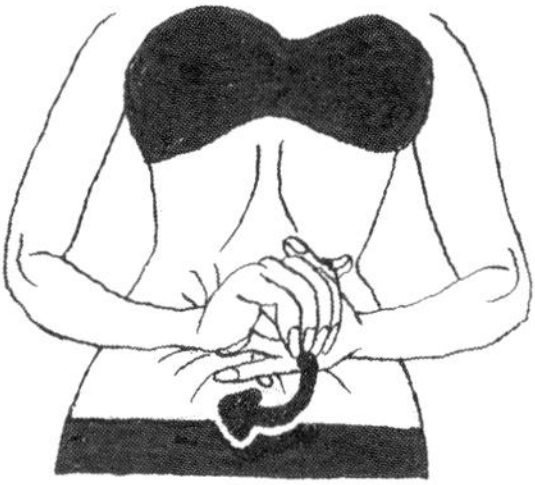

もみ

おなかに少し指を入れ込み、深めにもむテクニックです。胃、胆のう、大腸などのもみに活用できます。痛くなく、力が入りすぎない程度のもみがベストです。

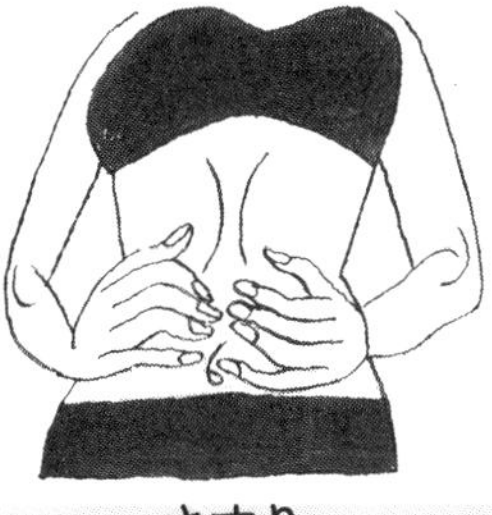

さすり

「おなか温めマッサージ」を行う前のウォーミングアップや、マッサージ後のクールダウンに。また途中で「力んでしまったな」と思ったら、いったんリセットするために使うのもオススメです。

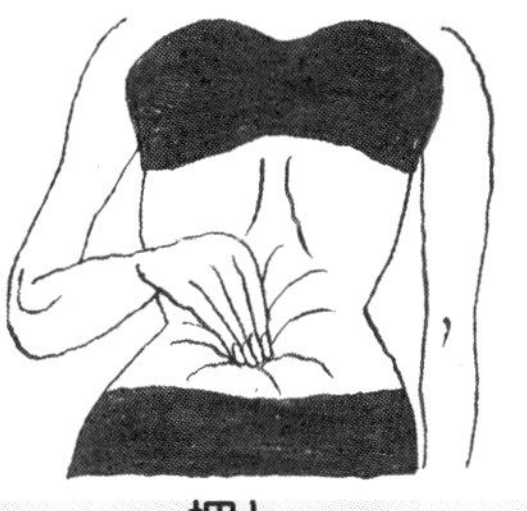

押し

手のひらや指の腹や小指のへりで圧をかけることを「押し」と言います。慣れてきたら「押し」てから「ゆらし」をかけていくなどの応用にもチャレンジしてみましょう。

腎臓もみ

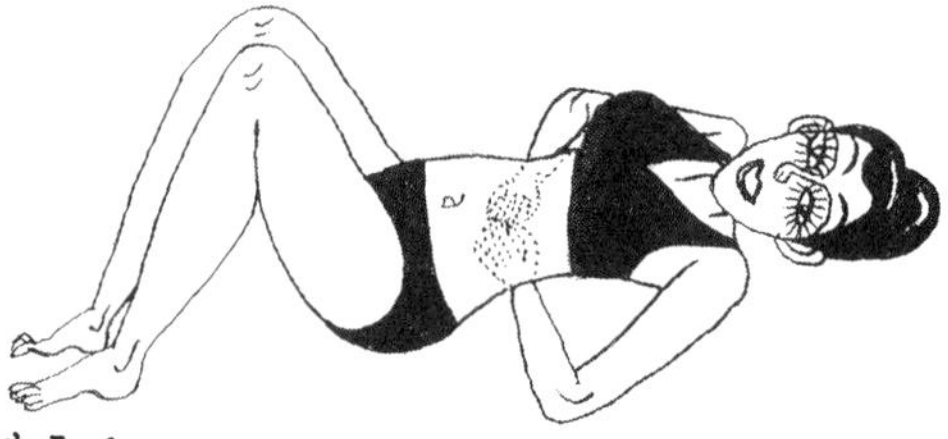

腎臓もみ１

平らな床の上に仰向けに寝て、両膝を立てます。両手を“おわん型”にし、腰に当てます。このときの手のひらは床側、手の甲は背中に当たっている状態です。

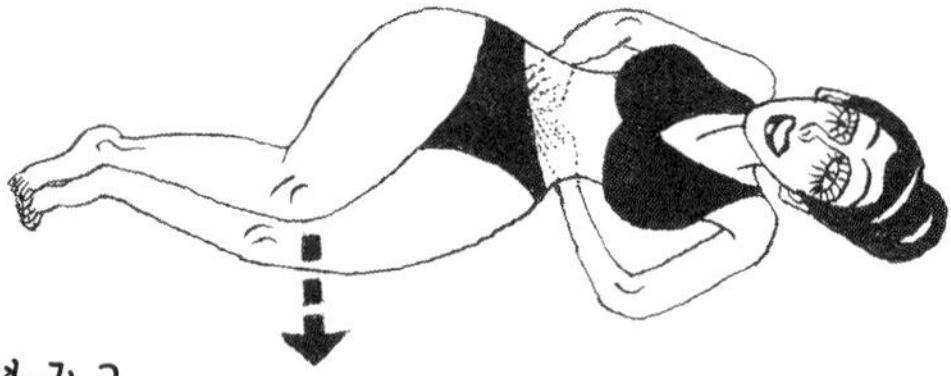

腎臓もみ２

そのままゆっくり両膝をそろえたまま左右にゆらします。体勢が崩れない程度に深く、ゆっくりとゆらしながらカウントします。手は動かさないでやりましょう。

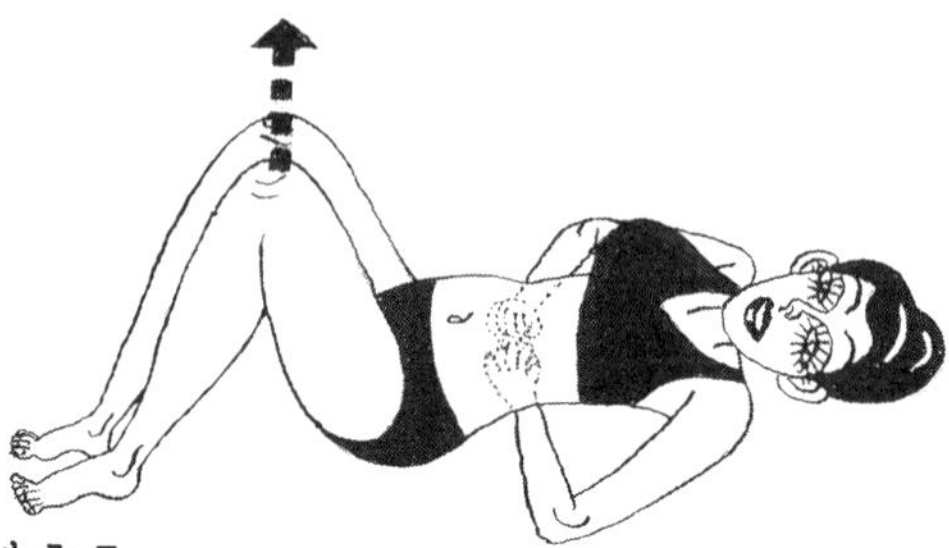

腎臓もみ３

手は動かさなくても腰のゆれが伝わって手の甲が背中側から腎臓に刺激をあたえます。

強すぎる場合は手の甲を平たくして刺激を軽減。

お白湯《さゆ》おなか温《あたた》めマッサージ 1

腎臓もみここがポイント

背中側から見た手の位置と形
ちょうど腰の反りのところに手を差し入れます

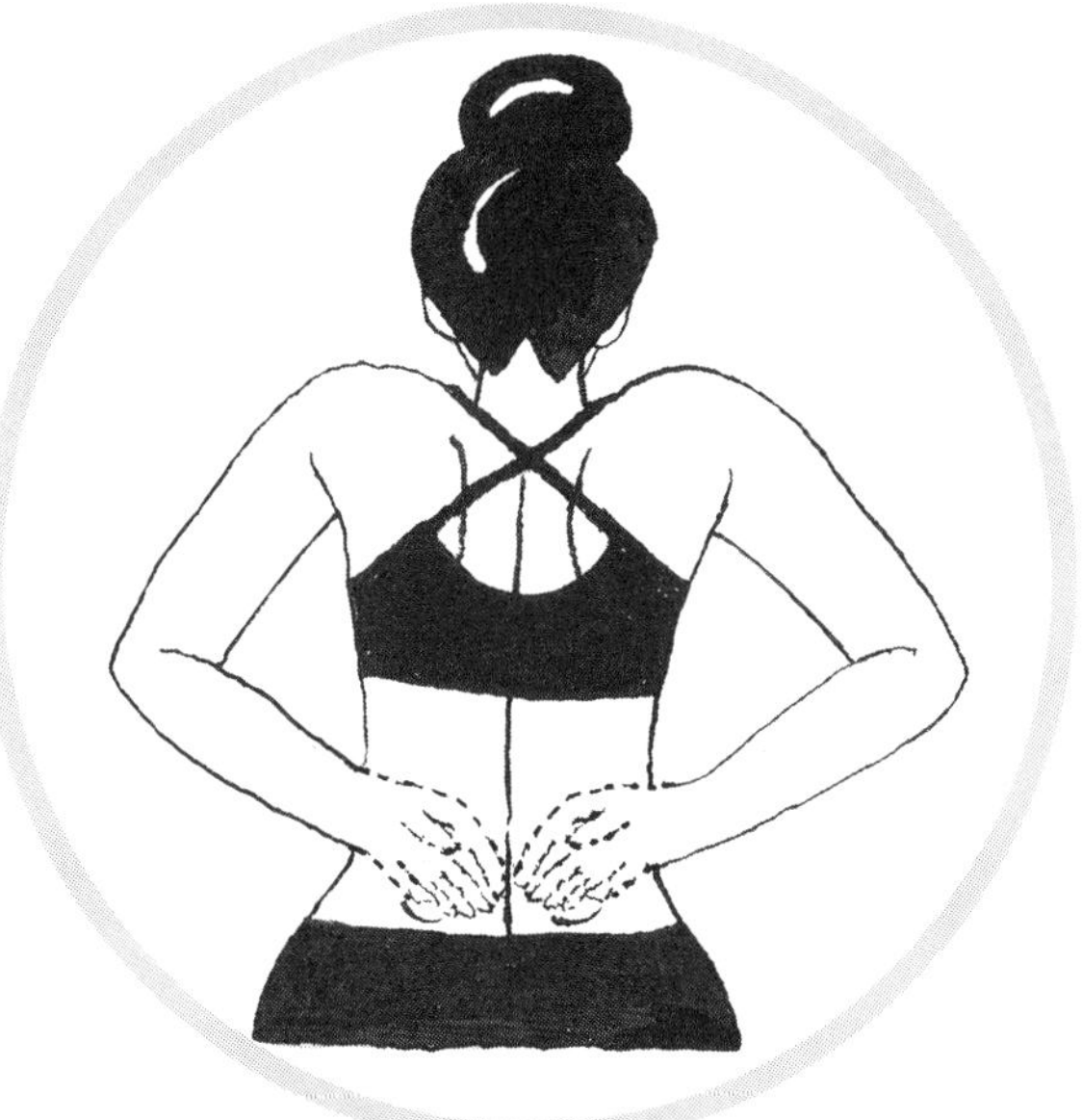

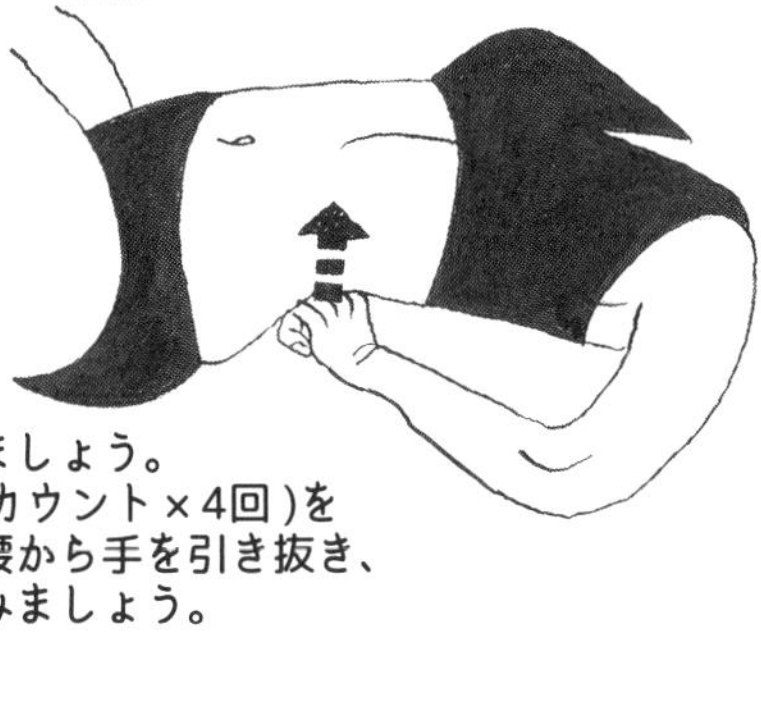

腎臓もみ 4
手ごたえを感じない時は
手の甲を高くして刺激を
コントロールします。
ただし痛みが出ないよう
に加減すること。
また背骨やろっ骨に手が
当たらないように注意しましょう。
ワンセット（左右のゆれ8カウント×4回）を
続けて行い、終わったら腰から手を引き抜き、
体の横に伸ばして少し休みましょう。

胃もみ

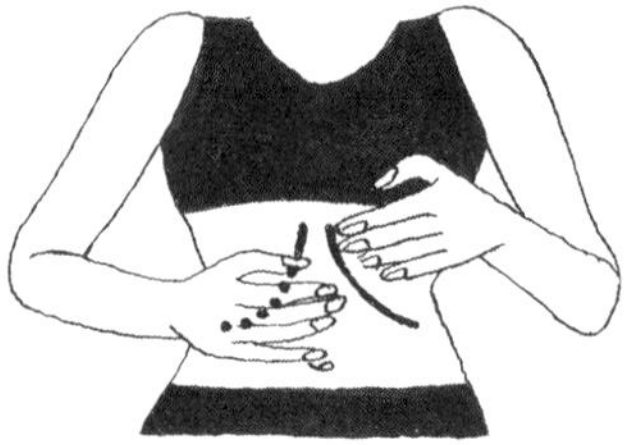

胃もみ１

両手の指先でろっ骨の位置と形を確認します。

（ろっ骨はみぞおちから「ハ」の字形になって左右の横腹に伸びています）

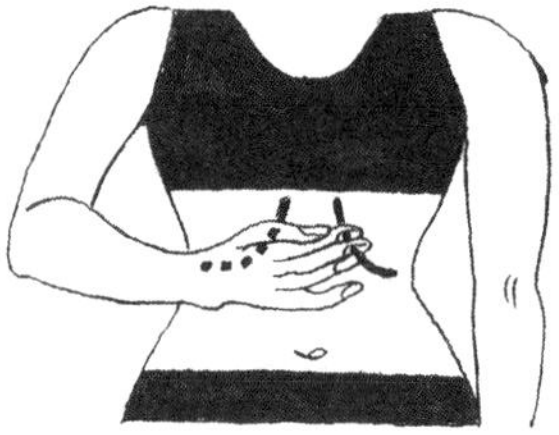

胃もみ２

左ろっ骨のすぐ下（骨のないところ）に右手の中指の先を当てます。そのあたりの奥に胃があるので右手の指のはらで押さえておきます。爪や指先は当てないようにしましょう。

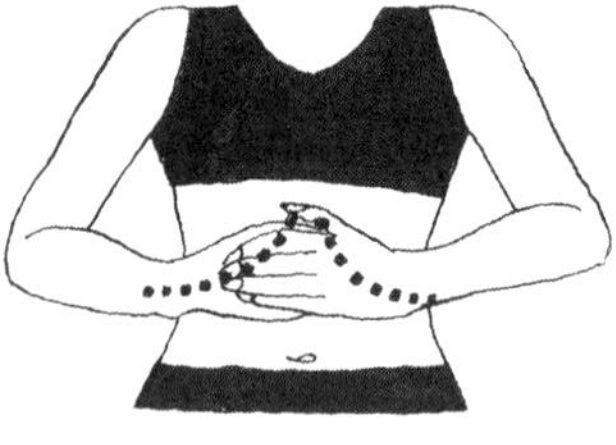

胃もみ３

右手の上に左手を重ねます。胃をおさえている右手の指のはらの上に、左手の親指の付け根が当たるくらいがちょうど良い位置です。

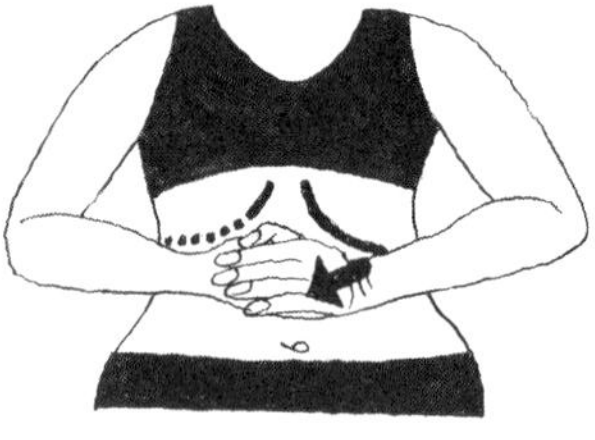

胃もみ４

そのまま重ねた左手に力を加えて、右手ごと胃をおへそに向かって引き下げます。実際に胃の手ごたえが分からなくても、おなかのお肉を引き下げるように意識すれば効果が生まれます。
ワンセット（もみ８カウント×４回）終わったら手をいったん体の横に伸ばして少し休みましょう。

お白湯《さゆ》おなか温《あたた》めマッサージ2

胃もみここがポイント

右手はおくだけ重ねた左手で
右手を押し下げるイメージでゆらす

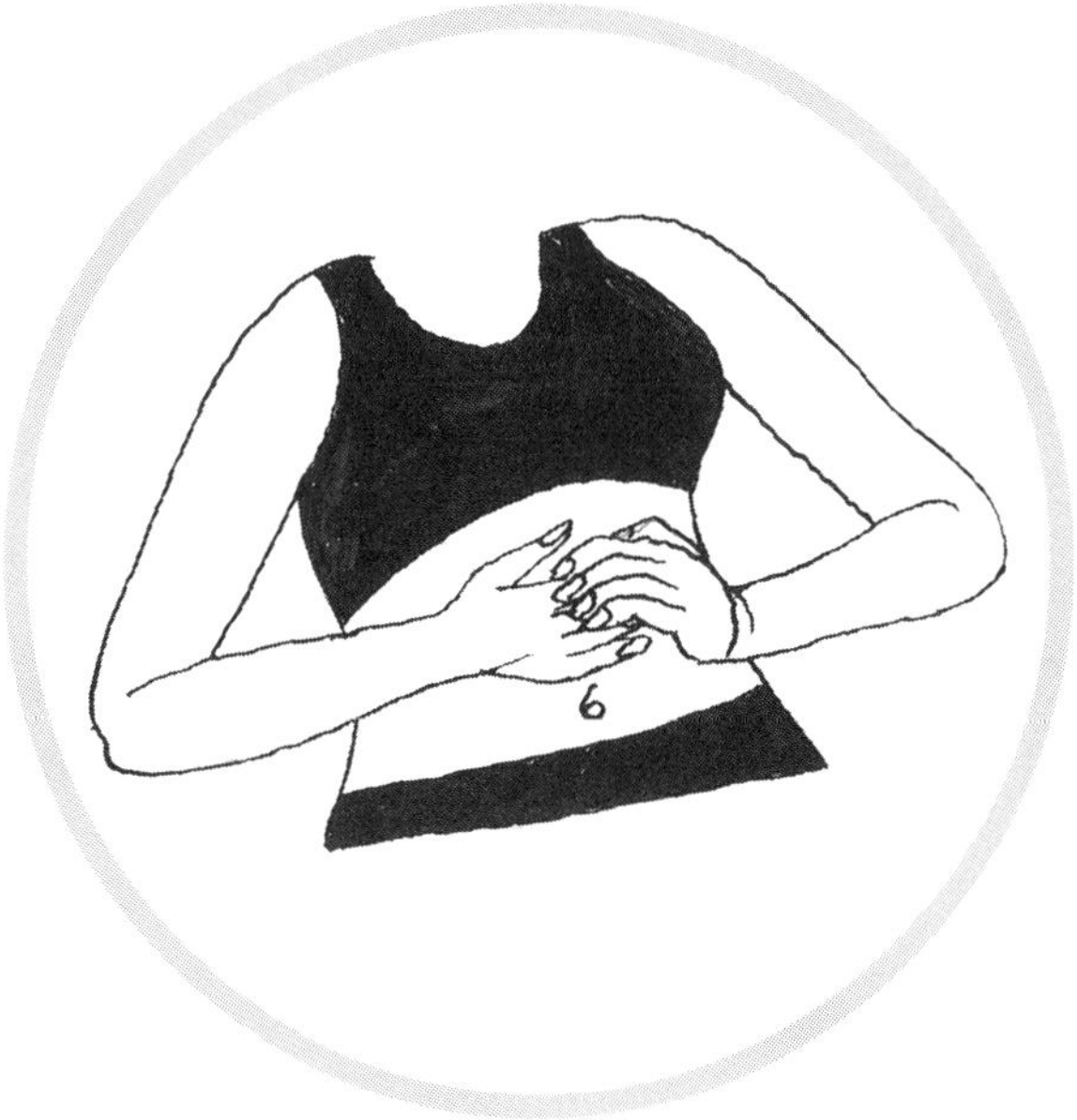

ゆっくりリズムよく押しゆらしていこう！

胆のうもみ

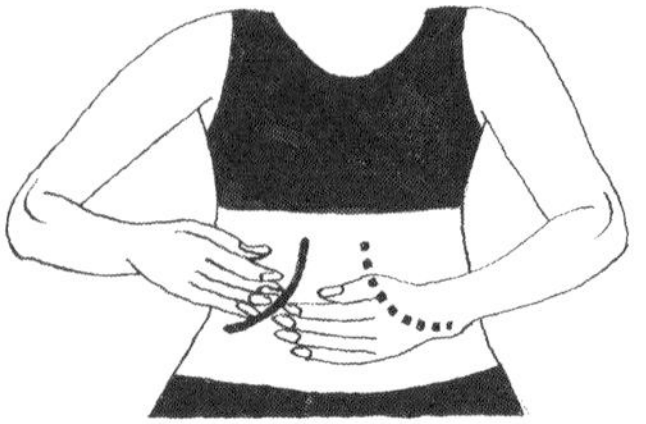

胆のうもみ１
両手の指先でろっ骨の位置と形を確認します。

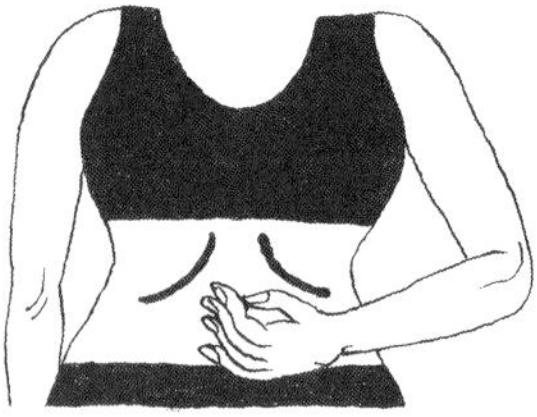

胆のうもみ２
右ろっ骨のすぐ下（骨のないところ）に左手の中指の先を当てます。そのあたりに胆のうや十二指腸があるので左手の指のはらで押さえておきましょう。爪や指先は当てないようにします。

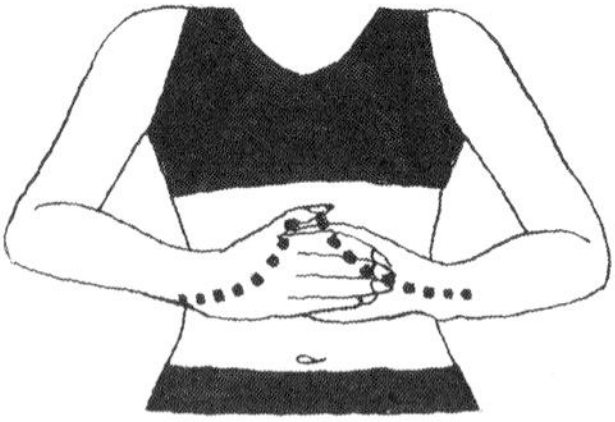

胆のうもみ３
左手の上に右手を重ねます。胆のうをおさえている左手の指のはらの上に、右手の親指の付け根が当たるくらいがちょうど良い位置です。

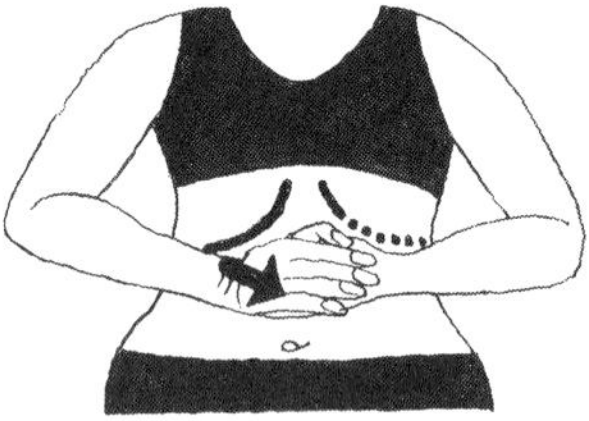

胆のうもみ４
そのまま重ねた右手に力を加えて、左手ごと胆のうをおへそに向かって引き下げます。実際に胆のうの手ごたえがわからなくても、おなかのお肉を引き下げるように意識すれば効果は生まれます。
１セット（もみ８カウント×４回）終わったら手をいったん体の横に伸ばして少し休みましょう。

お白湯《さゆ》おなか温《あたた》めマッサージ 3

胆のうもみここがポイント

手とおなかの肉をくっつけて
おへそに寄せながら揺らすようにもみます
皮膚の表面をこすらないこと

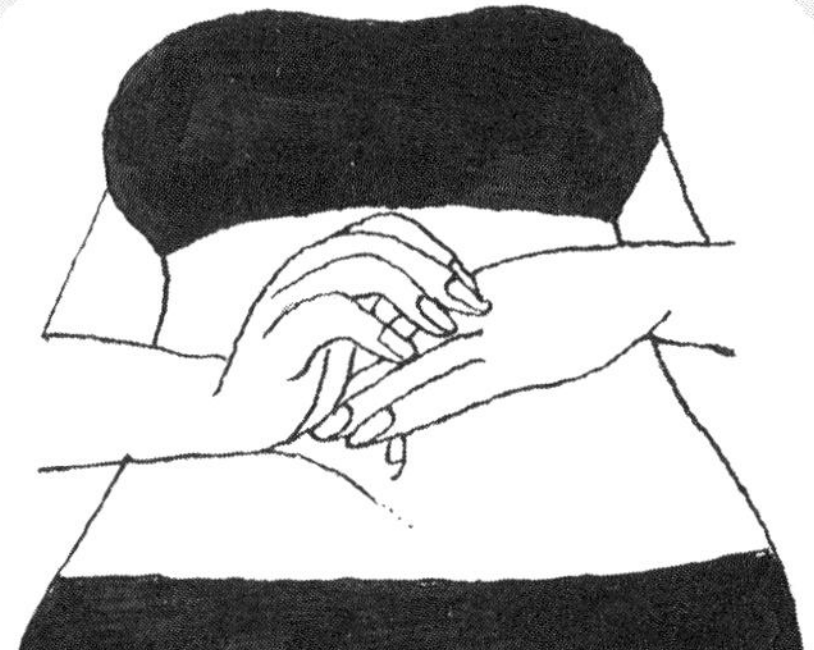

ゆっくりリズムよく押しゆらしていこう！

大腸もみ

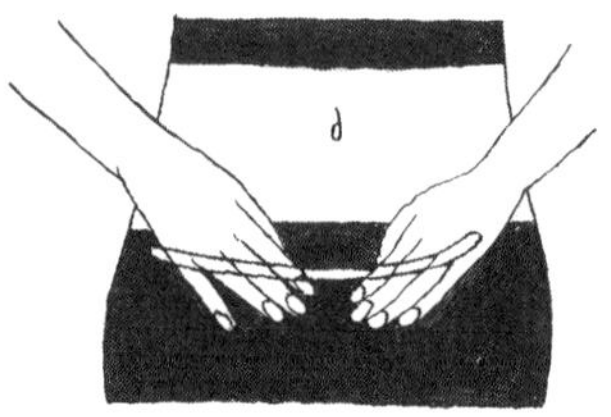

大腸もみ１

盲腸側の「大腸もみ」からスタート。両手で骨盤の位置と形を確認する（骨盤を真ん中の恥骨から横腹の腸骨まで半円状の形をしている）

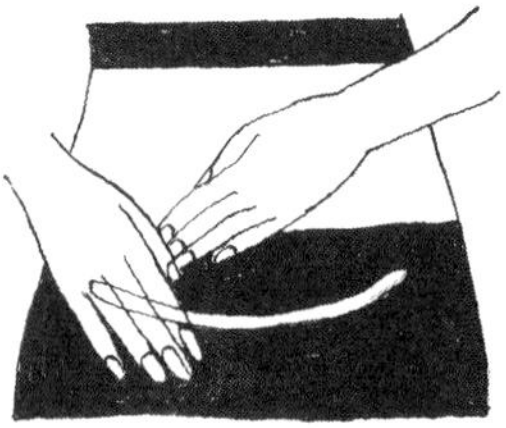

大腸もみ２

右手で骨盤の位置を確認したまま、左手の指の腹を骨盤のすぐ上の大腸部に当てる。
反対のＳ字結腸側の「大腸もみ」では右手と左手を逆にする。

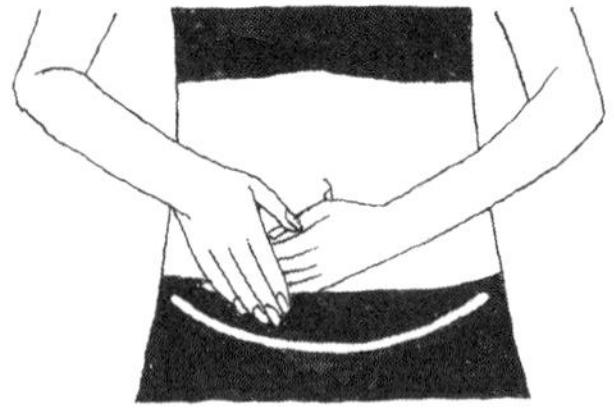

大腸もみ３

骨盤に触れていた手を放し、大腸部に当てている指の上に重ねる。「大腸もみ」は重ねた上の右手の小指のへりを使って引き上げる。反対のＳ字結腸側の「大腸もみ」では右手と左手を逆にする。

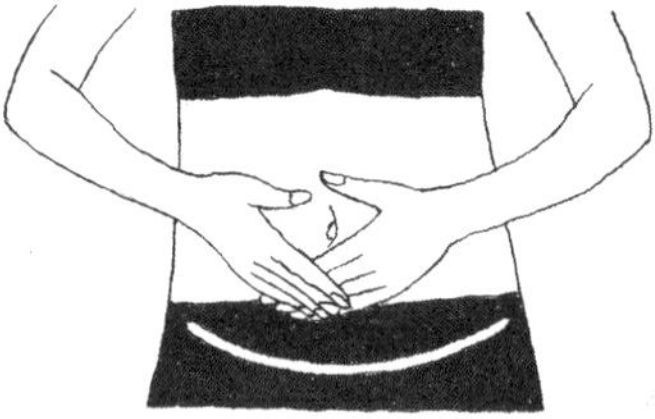

大腸もみ４

両手を重ねたまま、大腸部をへその方向に向かって引き上げる。重ねた下の手にはあまり力を入れず当てるだけ。重ねた上の手を使って少し引き上げるイメージ。

１セット（もみ８カウント×４回）終わったら手を体の横に伸ばして少し休む。その後「反対側の大腸もみ」を同じように続ける。

お白湯《さゆ》おなか温《あたた》めマッサージ 4

大腸もみここがポイント

骨盤から大腸を引き出すように
揺らすイメージで

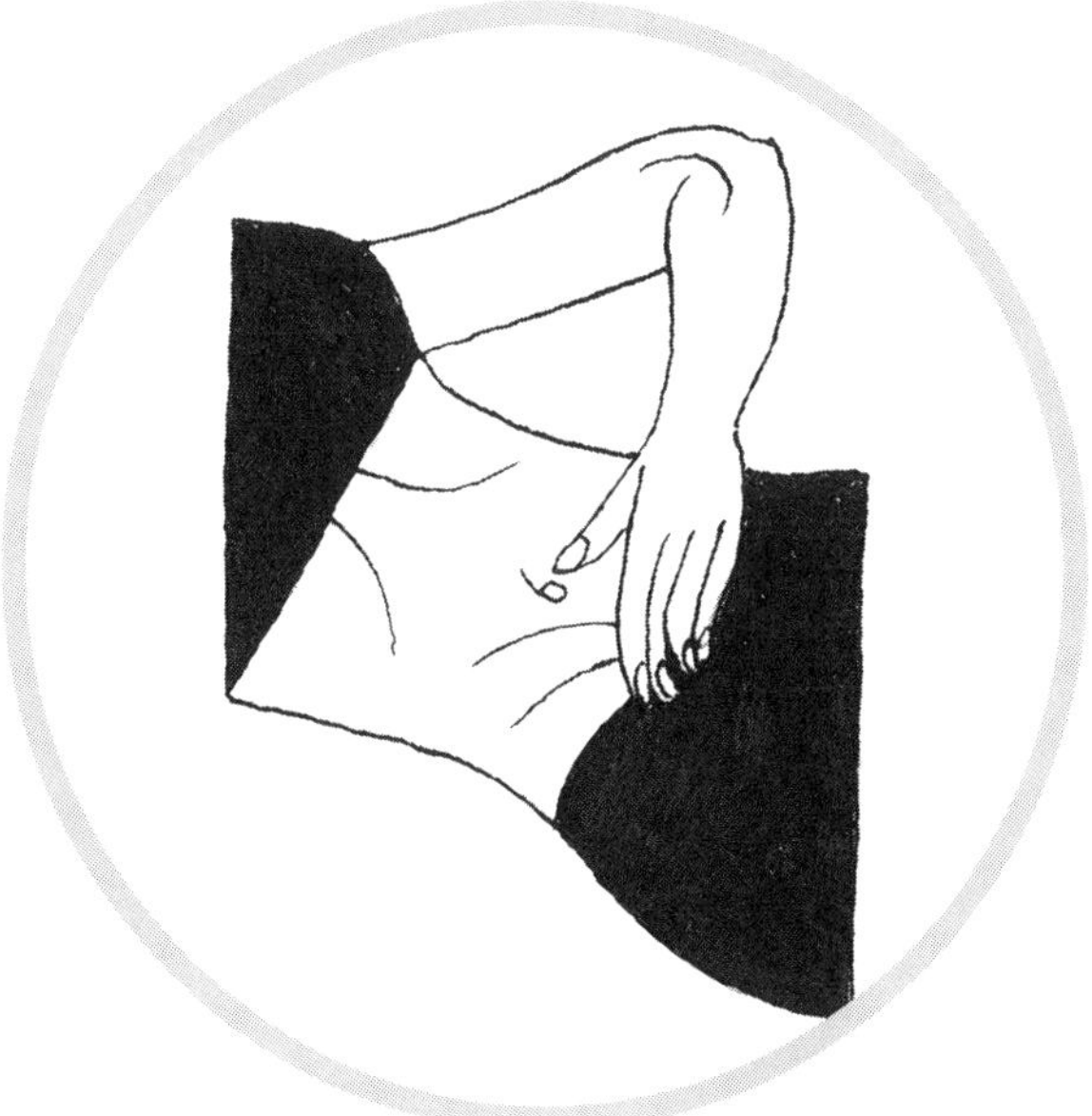

コリコリとソーセージのようなものを感じたら
それは便のつまった大腸。
強くもまずやさしくなでるようにもみましょう。
右の大腸が終わったら、左手の手をいれかえて
左の大腸（S 字結腸側）をやってみよう。

小腸もみ

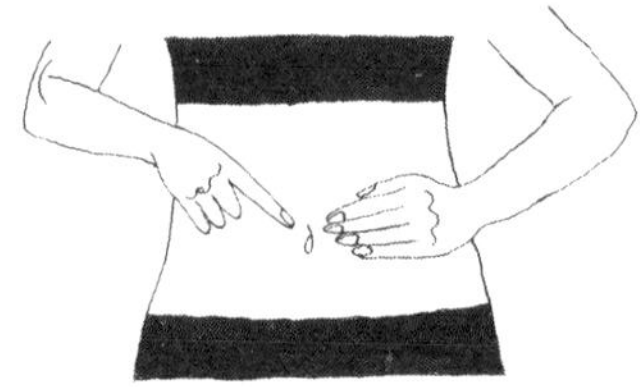

小腸もみ１

へその位置を確認する。「小腸もみ」はへそを中心におなか全体を揉んでいく（ただしへそ自体はもまない）

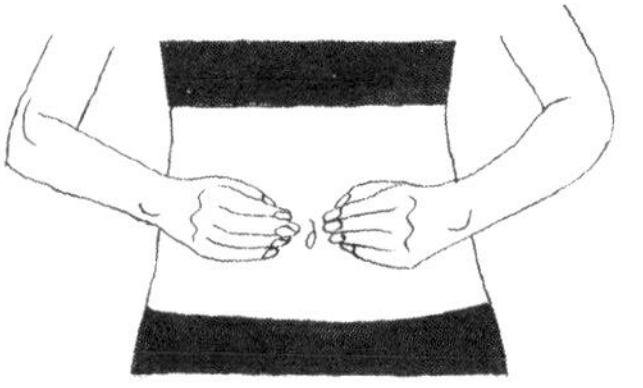

小腸もみ２

へそを挟んで両手を置く。このときの手の形は“おわん型”

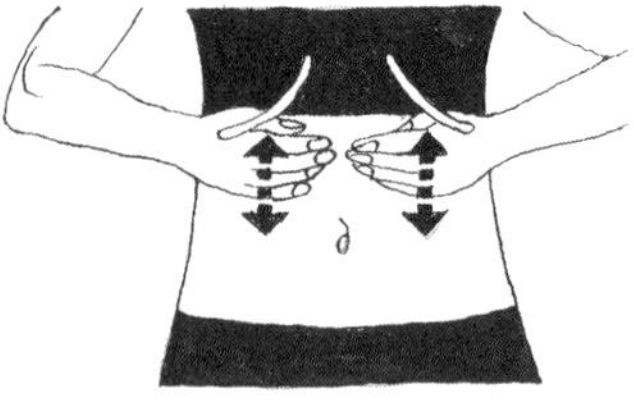

小腸もみ３

両手で軽くおなかの肉をつかみ上下にゆらす。お肉と一緒に奥にある内臓も一緒にゆらすイメージ。

へそ付近がゆれてきたら徐々にみぞおち近くへと揺らしながら上へ移動していく。

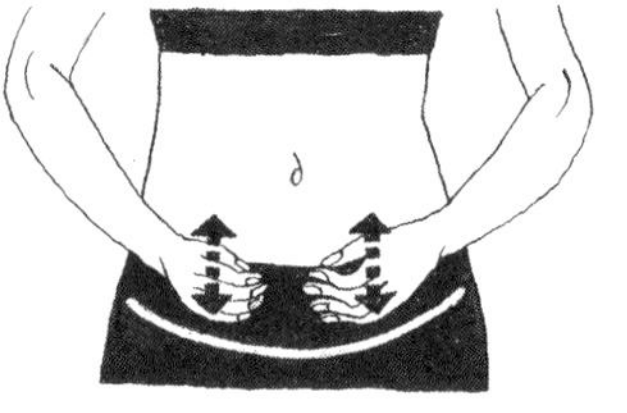

小腸もみ４

みぞおちまで行ったら、折り返してへそ付近へとゆらしながら戻り、そのまま骨盤近くまで下げる。このようにお肉と内臓を一緒にゆらしながら上下動を繰り返す。「小腸もみ」は、２セット（もみ８カウント×４回×２）を続けて行う。２セット終わったら手を体の横に伸ばして少し休む。

お白《さ》湯《ゆ》おなか温《あたた》めマッサージ5

小腸もみここがポイント

おへそに指を入れてもむと
おなかが痛くなる場合があるので
おへそはもまないように

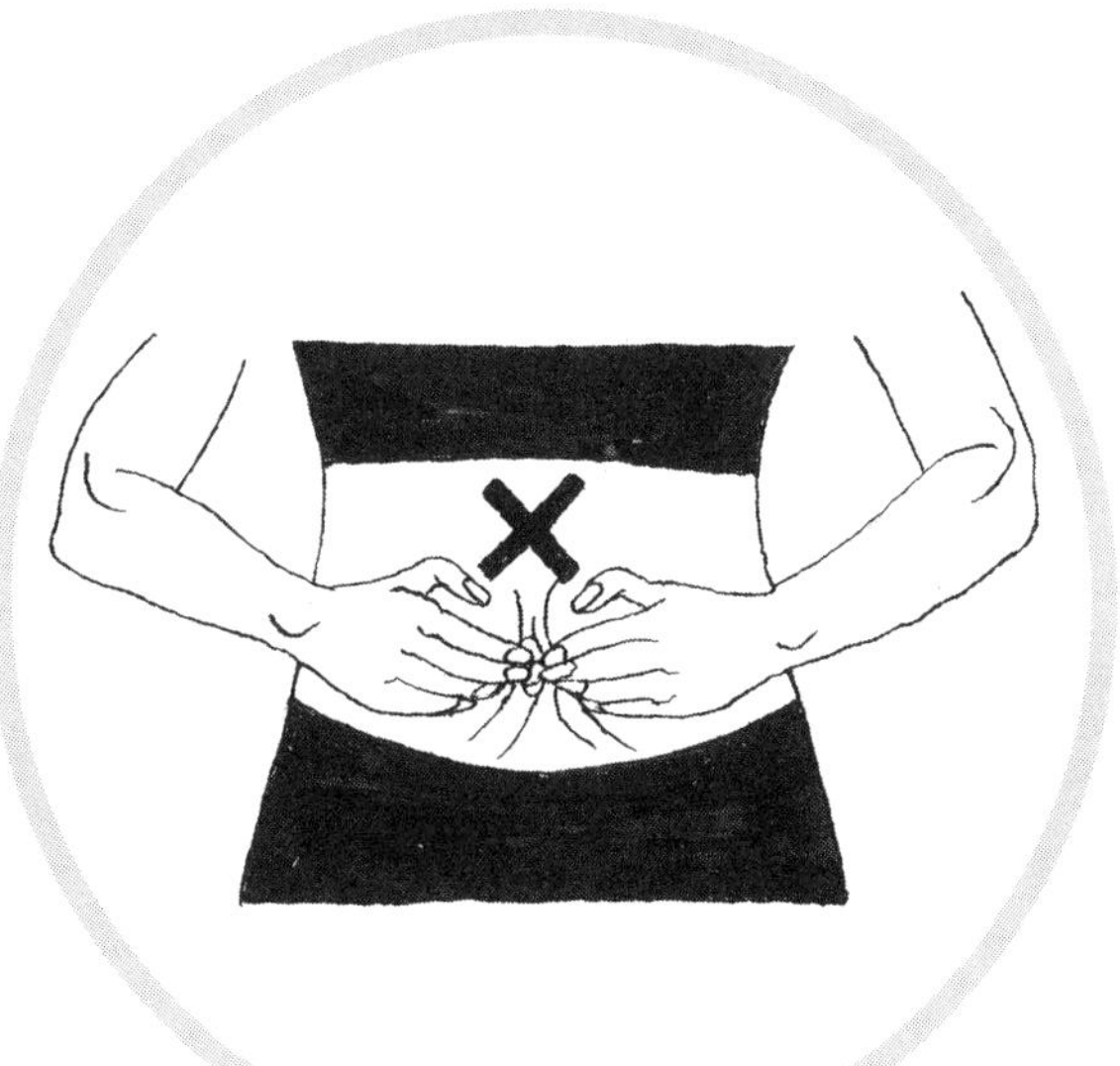

「小腸もみ」は、名前は腸でも、他の臓器にも
働きかけるので重点的に繰り返すと効果的。

膀胱もみ

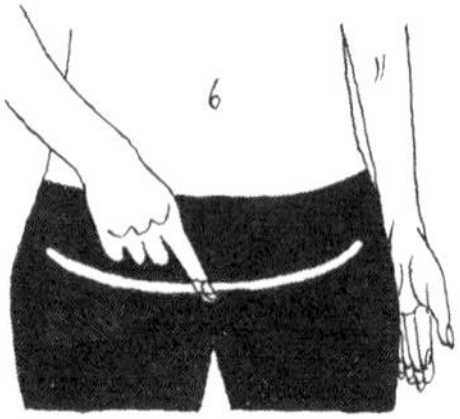

膀胱もみ１

恥骨の位置を確認する。おへそから指を下げていき、硬い骨に当たったらそれが恥骨。膀胱は恥骨の奥にあり、直接触るのは難しい。

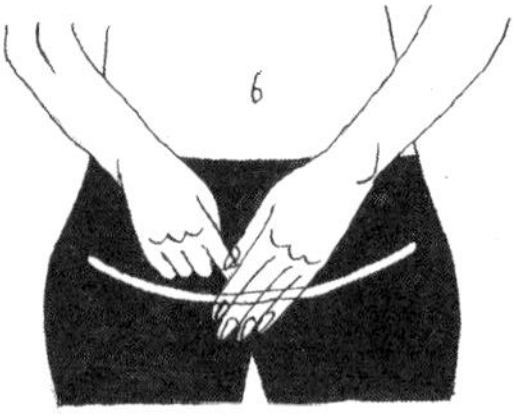

膀胱もみ２

恥骨を見つけたら、その上に手のひらを当てる。手のひらに膨らみを持たせて、やわらかく恥骨ごと膀胱を丸く包み込むように当てる。

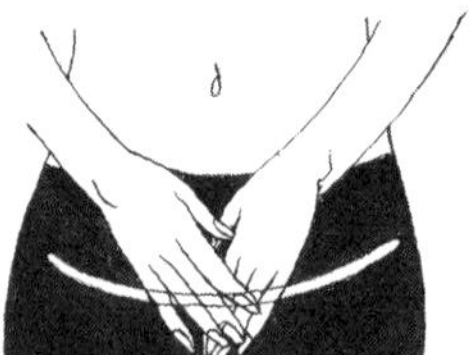

膀胱もみ３

さらにその上にもう片方の手のひらも重ねる。押すのではなく、手の重みがふんわりと膀胱全体を包み込み、温めるように乗せる。左右の手の上下はどちらでもよい。

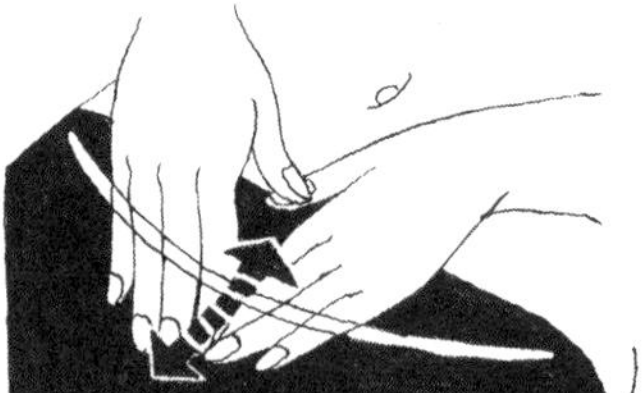

膀胱もみ４

そのまま両手を揃えて小さく上下動をさせる。強くすると皮膚がこすれて傷むので、「やさしく小さく」振動させる。膀胱を刺激し、尿意が高まるようにやさしくゆらす。

１セット（もみ８カウント×４回）を続けて行う。終わったら手をからだの横に伸ばして少し休む。

お白湯《さゆ》おなか温《あたた》めマッサージ6

膀胱もみここがポイント

小さい振動を
体の奥に響かせるようなイメージで

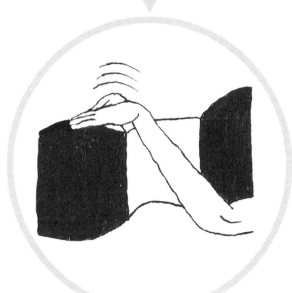

途中で尿意をもよおしたら、一旦トイレに行ってまた再開。
はじめに飲んだお白湯が身体中の老廃物を掃除して出てきます。
（膀胱は恥骨のすぐ奥。女性はその奥の子宮、男性はその下に前立腺、さらに奥には直腸があり、それらに働きかけます）

【*Column* 三宅の視点】
レム睡眠の本当の役割

哺乳類や鳥類などいわゆる高等動物にしか現れないノンレム睡眠に対して、広く動物一般に現れるレム睡眠は関心が高くないのか、情報が世間一般でも少ないと思いますので、ちょっとここで深堀してみたいと思います。

レム睡眠は深いノンレム睡眠の合間に訪れる浅い睡眠です。筋肉は緩んでいますが脳波は活発に動いていますから、夢を見るのはこのタイミングが多いとされています。

睡眠全体を見ると、これは身体の休息ですからなるべく静かに働きを止めている方がよいものです。ですから睡眠中は副交感神経が働くようになっています。しかし不思議なことに約90分ごとに突然現れるレム睡眠だけは交感神経が働きだしたりして、自律神経の動きが活発に不安定になります。この自律神経の突発的で不規則な動きを「自律神経の嵐」と表現することもあるくらい、レム睡眠のときの脳波の動きは活発になります。

これは何を意味しているのでしょうか。

私が思うに、身体全体の試運転をしているのです。レム睡眠に先立つノンレム睡眠中に、脳や心臓、肺、骨からはじまり、内臓、筋肉などの傷みを一晩かけて順に修復していきます。この修復作業がある程度一段落したタイミング、つまり90分サイクルで、それまで修復したところを動かしてみてちゃんと直っているか確認をし、また次のサイクルの修復に入っていくのではないでしょうか。

分かりやすくするために車の車検を想像してみてください。

車検では点検項目があり、順に点検をし、故障があれば部品を交換したりバランスを調整します。しかしそれで終わってしまうと、実際に道を走るときに「やっぱりまだ調子が悪い」ということが起こり得るので、ある部品を修理したら、その都度ちゃんと新しい部品が動くかチェックするものです。エンジンを調整し終えたら、一度エンジンをかけてみてちゃんと動くか確認します。これがレム睡眠の役割ではないでしょうか。

ノンレム睡眠中に行った修復を、本当にちゃんとできているかを試運転して確認する。そのために交感神経が活発になっているのではないかと考えられます。

第4章

睡眠力を根こそぎ上げる「心地よい疲れ方」のコツ

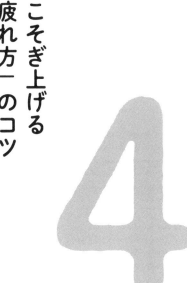

1 不眠体質を改善する

世の中にあふれる不眠の悩み

「なかなか寝つけない」「夜中に何度も目が覚める」「朝起きるのが辛い」「良く寝たはずなのに昨日の疲れが残っている感じがしてカラダが重い」

人は様々に不眠に悩み、より心地よい睡眠を求めて情報を集め、良さそうに思える取り組みをしています。この本もその一つです。

しかし今の世の中に出ている不眠対策のノウハウで、万人に決定的に効くという不眠対策はまだなさそうです。効果があったり無かったり、効果があっても期待したほどではなかったりして、相変わらず不眠の悩みは私たちを苦しめます。そして最後には睡眠薬という選択肢しか残っていないような気がしてくるのです。

不眠はただ眠れないだけではありません。睡眠不足は翌日の仕事や家事のパフォーマンスを確実に低下させます。集中力や気力も低下し、何事にもやる気が起きにくくなり、不慮の事故や怪我のリスクもあがるでしょう。また近年の研究によると肥満や糖尿病、うつ病などの関連も分かってきています。眠れないことは不快や苦痛を感じるだけでなく、身体の不調や生活の質の低下という広範なデメリットをも私たちにもたらしています。

たかが不眠、されど不眠

ここからはもう少し腰を据えた睡眠対策を紹介していきたいと思います。今日明日の睡眠を良くする方法は前章までに充分お伝えしたので、本章では睡眠を根本的に深くする体質改善に取り組んでいきたいと思います。

というのは眠れない本当の原因は、深い睡眠を欲しない体質にあるからです。枕やベッドを変えても相変わらず眠れないのは、そもそもの体質が不眠体質になっているからです。ですから本章では、そもそもの体質を不眠体質から睡眠体質に変えていくことを一緒に考えて行きます。

ところで不眠で悩む人の身体に触れると、不眠以外にもさまざまな不調を持っていることに気が付きます。「腰痛をなおしてほしい」とやってきた人の整体をしていると「実は夜の眠りが浅くてね」というような話をよく聞きます。「血糖値の数値が高いから」と言ってやってきた人の膵臓をさわると固くなっていて「平均何時間寝ていますか？」と尋ねると「そういえば最近なかなか寝つけなくて5時間くらいかな」と不眠の悩みが判明することもよくあります。

これはどういうことかと言えば、不眠とはそれが単体で発生するものではなく、なんらかの他の不調と関係して発生しているということです。つまり不眠も数ある不調の一つであり、いくつかの不調は互いに関係していることが多いということです。ということは、不眠も含めた体調不良は、すべて枝葉であり、それらの根っこには「体質」という共通の問題を抱えているということです。

実際に私が院長を務める「わごいち」も不眠だけを取り扱っているわけではありません。頭痛、腰痛、膝痛、胃もたれ、便秘など、さまざまな不調の克服に取り組んでいますが、どんな不調であれ突き詰めれば行っていることは同じで「よりよい体質へと改善していく」ことなのです。根っこの体質さえ改善できれば、結果として枝葉である不調や不眠の解消につながっていきます。

不眠も不調の一つ、そして不調は体質から生まれる。だから不眠を克服するには不眠体質を変えること。これ以上の不眠治療法は世界中をどれだけ探しても、きっと見つからないことでしょう。

本章ではこの不眠体質を睡眠体質に改善していく方法についてご紹介していきます。もちろん体質改善は奥が深いものですが、できるだけ具体的で行いやすい「睡眠体質メソッド」を紹介しますので、どれか一つでもできそうなことから始めてみてください。そして小さな努力で小さな効果を得られたら、また次の取り組みをして行き、だんだんと効果を広げていけばいいのです。それが結果として「体質改善」になっていくことになります。

なお本章の睡眠体質改善のキーワードは「疲れ」です。「上手な疲れ方」というポイントを抑えた取り組みをすれば、睡眠量は確実に増えていきますので、少し意識して読み進めてもらえると理解がしやすいと思います。

それでは睡眠体質改善を始めましょう。

この世の最強の睡眠スポットとは・・・

「睡眠体質」づくりを考えるために、まず紹介したいのはかなり理想的な睡眠を行っている、とある場所です。（読みながらどこの場所のことか、一緒に考えてみてください）。

この場所は一見すると、決して睡眠にとって理想的な環境には見えません。まずスペースが狭いし、他の人との距離が異常なほどに近い。ほぼ密着しているくらいで思うように寝返りも打てません。臭いも汗臭く、また周りからはいびきの騒音も聞こえてきます。

なにより布団は薄く、その下の床は硬く、場合によっては地面の石のでっぱりや硬さを感じながら寝ることもあります。

こんな劣悪ともいえる環境でほとんどすべての人がぐっすりと熟睡している場所があります。さてそれはどこでしょうか。

お分かりになるでしょうか。アルプスの山小屋です。あるいは山中のテントです。日本ではアルプス山脈などの高山に山小屋があり、その周りでテントを張って寝る人が居ます。その環境はとても快適な睡眠スペースとは程遠いものです。

実は私も昔に何度か山小屋や山のテントで寝泊まりしたことがあります。ハイシーズンに泊ったときなどは多くの登山客でぎゅうぎゅう詰め、たたみ一帖分のスペースに3人が川の字で寝たこともあります。テントで寝ていて、夜中の大雨で浸水してびしょ濡れになったこともあります。それでも眠れてしまうんですね。不思議と山の上では熟睡ができるのです。これ以上の睡眠を深くする方法はきっとないであろうと思えるくらい、いや無理やり眠らせると言ってもいいほどの睡眠力を得られるのが、アルプスの山小屋です。

なぜ睡眠環境としては条件が悪いはずの山小屋で良く眠れるのでしょう。なぜアロマも焚いて、ふかふかのベッドの普段の暮らしで眠れないのでしょう。「アルプスは歩いて疲れるからでしょ」と考える方も多いでしょう。もちろんそれも間違いではありません。しかし山小屋にはそれ以上の「睡眠の秘訣」があるのです。それを今から一緒に考えて行きましょう。

現代社会の「疲れ」の正体

ではいったん山から離れて、私たちの日常生活に戻りましょう。

最近は「疲れた」と感じている人が増えているようです。その一つの現われとして、健康系実用書でも「疲労をとる方法」をテーマにしたものが目につきます。また中学生や小学生でさえも「疲れた」という子たちが増えています。大人も子供も「1億総疲労時代」とも言うべき様相を呈しています。

なぜこのように疲れが蔓延しているのでしょうか。昔はそんなことはなかったのでしょうか。

いいえ、今の時代だけが疲労が多くて昔は少なかった、そんなことはなかったはずです。むしろ交通手段が徒歩から車や電車になり、重い荷物を運ぶような仕事からパソコンのキーボードを叩くような仕事へシフトした現代において、私たち全体の疲れは減っているはずです。それにもかかわらず、私たちは昔と変わらず、もしかすれば昔の人以上に疲れているようなのです。

私は20年以上整体院を経営していますが、最近の傾向として「体が重い感じがする」「とくにどこかが痛いとか悪い訳ではないが、なんとなく疲れた感じがする」という人が年々増えているように思います。肉体労働をしていない方たちですので、筋肉が傷んでいるわけではありません。しかし本人は「重だるい感じがする」というのです。

そしてそういう人にかぎって「夜の眠りが浅い気がする」と訴えることが多いものです。「気のせいでしょ」とは言い切れない、本当に疲れた感じがして眠れないのです。実際に睡眠不足の特徴が身体に現れているのですから。

疲れとはなんなのでしょうか。同じ疲れでも昔の人は疲れてよく眠り、今の人は疲れて眠れないとするならば、そこにどういう違いがあるのでしょうか。

おそらくそれは疲れの質の違いなのでしょう。それは睡眠を深くする「心地よい疲れ」と睡眠を浅くする「不快な疲れ」の違いです。この違いを考えていくことが「睡眠体質改善」の大きなヒントになるはずです。

知っておきたい「即効寝落ちする」6つの身体のスポット

ところで私が普段整体をする中で「この部分を触ると高い確率で寝落ちする」というスポットがあります。もちろん触り方にもよりますが、相手に合わせてふわっと優しい触り方をすれば寝落ちしやすい部位があるのです。睡眠を考えるうえで一つの参考になると思いますのでご紹介しておきます。

高い確率でたちまち寝落ちするスポットとは、①「頭」②「手のひら」③「背中」④「ふくらはぎ」⑤「足裏」そして⑥「おなか」です。これはどういうことかと言えば、血流に関係しています。「手のひら」「背中」「ふくらはぎ」「足裏」は、血液循環という観点で見ると「末端部」にあたります。これらの部位には毛細血管が張り巡らされていて、そこを通る血液が細胞内の疲労物質を回収していきます。

手を触れるとこれらの部位が硬く冷えている人が少なくありません。これは血流が悪くて疲労物質の回収が遅れているのです。そこに血液を流すように触れたり、軽く圧迫したり、撫でていったりすると、疲労物質を流し出したくてストレスをためていた細胞がスーッとして気持ち良くなり、本人も気がつかないままストンと眠りに落ちます。私はリラクゼーションがメインではないので眠らせることを目的としていませんが、疲れがたまっている人にこういう触れ方をすると本当によく眠ります。

皆さんが自分でこれらのスポットをほぐすならば、寝る前にマッサージ器などを使うのも一つの方法です。ただマッサージチェアなどでは座ったまま寝てしまうかもしれませんから、布団やベッドの上で使えるマッサージ器などがよいと思います。

もちろん自分の手で寝る前に軽くもみほぐしておくのもいいでしょうし、ストレッチも有効です。またパートナーがいるならば、第2章で紹介したように人に踏んでもらうという方法もあります。どんな形であれ、触れてもんで疲労物質を血中に押し流しておくことが大事なのです。

残りの二つのスポット、「頭」と「おなか」もよく寝落ちする部位です。なぜ頭とおなかをもむとよく眠れるのかと言えば、第2章で説明した「深部血流」が関係しているからです。世間一般で「血流を良くする」と言えば「末端の血流を良くする」ことを意味することが多いですが、実際は深部血流を良くする方がよほど血流改善にとって重要で効果的です。なぜなら流れの大元の深部血流を良くすれば、その勢いで末端の血流も良くなっていくからです。

また睡眠を深くするための「疲労物質」は特に頭とおなかに溜まっています。むしろさまざまな情報処理をする大脳と、消化や血液浄化でフル回転する内臓のまわりには特に疲労物質が蓄積していますから、それらをしっかりと流すことがそのまま快眠につながります。

おなかのもみ方については第3章の「お白湯《さゆ》おなか温めマッサージ」で詳しく説明していますから、ここでは「頭のもみ方」をご紹介しておきましょう。

疲労物質をとり除く〈頭の揉《も》み方〉

大脳の疲労物質を押し出すことをイメージしておこないます。

①両手を開いて頭の上半分を包み込むように手を当てます。（考えてもアイデアが出ない～と頭を抱えている人の姿を想像してください。その手の当て方です。）

②手のひら全面に均等に力を入れて、頭を挟み込むように圧迫していきます。
③あまり強すぎず「ふわーっと気持ちいいな～」という圧加減で10秒キープします。
④10秒ほどたったら手を緩めて休みます。
この③と④を数回繰り返します

自分でやると手の緊張もありすぐ寝つけないかもしれませんが、疲労物質を流しておくことで後から徐々に眠気が発生してきます。寝る少し前に実践してみてください。

睡眠には安静より運動が効く理由

世間一般の睡眠法はできるだけ快適な環境を作って心身をリラックスさせることを推奨しています。これは主に熟睡に必要な副交感神経の働きを高めるために必要だからです。もちろんそこにも一理はありますし、本書の考えにも一致するところはあります。

しかし本当に睡眠を深くする、つまり睡眠体質を作りたいのならば、生活の中にメリハリが必要になってきます。つまり安静だけではなく、身体をある程度動かし使うことが必要になります。

例えば多くの不眠患者の中で特に特徴的なタイプが「昼間は家の用事以外に特に仕事をしていない」そして「特にスポーツや運動をしてない」という人たちです。もちろん例外はありますが、全体的にみるとこのような生活を送っている人の不眠の割合は高くなっていると感じます。

昼間にしっかりと動かさないまま夜にお風呂やストレッチやハーブティーで「眠活」を頑張っても、やはりなかなか眠れないという人も多いようです。

なぜ運動をしないと眠活の効果が出にくいのかといえば、まずそもそも人の身体は運動しないと疲労物質が充分に蓄積されないため、疲労物質を材料とする睡眠物質が足りなくなるからです。

昼間にどれだけ疲れておくかで、夜の睡眠物質の量が決まってしまうのですね。例えどんなサプリメントを飲んでも運動のように睡眠物質を増やすことはできないのです。

もう一つ運動が必要な理由は、睡眠物質の運搬ができないからです。先ほど整体をすると寝落ちするスポットとして頭、手のひら、背中、おなか、ふくらはぎ、足裏を挙げましたが、こういうところに疲労物質が溜まっています。それらを血流で回収しなくては睡眠物質を生成できないのです。そして血流を循環させるためには安静にしていてはあまり意味がなく、むしろ動かして運動することが必要になります。

睡眠体質を作るためには、昼間にまず疲労物質をできるだけたくさん作っておくこと。そして眠る前に蓄えた疲労物質を循環させることが大事なのですね。

ですから先ほどご紹介した6つのスポットのマッサージに加えて、昼間にできるだけ運動や体操をすることはとても有効な睡眠体質作りになるのです。

睡眠体質の極意は腎臓をもむこと

このように整体をする中でその場でたちまち寝落ちするスポットを紹介しましたが、その他に「その場では寝落ちしないが、その後でどんどん眠くなるスポット」がありますので、あわせて紹介しておきましょう。それは腎臓です。

実は私はちょっと変わった内臓整体師です。どう変わっているかと言えば内臓をもむこと自体も変わっていますが、内臓と言っても腸だけではなく、胃も膀胱も肝臓も肺も内臓すべてをもむことがとても珍しいのです。そんな風変わりな内臓整体を20年ほど続けている お陰で新しい発見がいくつもありました。

例えばその一つに「臓器ごとの特性」というものがあります。例えば胃はちょっとした食べ物ですぐに炎症ができます。また怒ったりキレたりしてもすぐに炎症ができます。そして比較的胃の炎症は早く治ります。

肝臓の大部分は肋骨の中に守られているので普通は触れられることがありませんが、私は肝臓ももみますのでかなりの人の肝臓が腫れていることを知っています。健康診断や人間ドックでは「異常なし」と言われている人でも、生活習慣によって大きく腫れたり収まったりと変動していることも知っています（腫れが慢性化すると脂肪肝や肝硬変になっていきます）。

そういう観点で内臓を個別にみていくと、特に睡眠に関係が深い臓器が見えてきます。それが腎臓なのです。興味深いことにしっかりと腎臓をもむと、その1時間後〜数時間後に急に強い眠気が来ます（ですから腎臓をもむ前に、その後に車の運転をしないか確認をするくらいです）。私の腎臓もみを受けた人はその日の夜にぐっすりという人がほとんどで、腎臓は睡眠にとって非常に深い関係を持っている臓器ということがわかってきました。

ではなぜ腎臓をもむとよく眠れるのか。それは腎臓が疲労物質の排出に大きく関わっているからです。腎臓は血液から疲労物質も含めた老廃物をこしとり、血液を浄化する働きをしています。第3章でも説明した通り、特に睡眠中に腎臓はフル回転で血液浄化をしています。ところが現代の乱れた食生活やストレスフルな暮らしの中で、腎臓に炎症を起こしている人がとても多いのです。

この腎臓に炎症が起きると腎臓の「通り」が悪くなるので、心臓が血液を押し流そうとして血圧が上がります。血圧上昇は交感神経の働きですから、身体は興奮状態となり睡眠が遠のいてしまいます。つまり腎臓が悪い人、つまり腎臓に炎症がある人は慢性的に不眠体質になりやすいのです。その上、腎臓の通りが悪いと血液循環力が低下しますから、日中に身体の各所に溜まった疲労物質がそのまま停滞してしまうことになります。疲労物質が循環することで睡眠物質が生成されるのですから、循環されないと睡眠物質が生成されず、眠気が起きにくくなり睡眠も深くなりにくいのです。

このように腎臓の炎症が寝つきの悪さや睡眠の浅さという不眠体質をつくり、不眠が続けば腎臓がさらに傷み働きが低下し、それが不眠体質をより深刻化させるという悪循環に陥っていくことになるのですね。

腎臓は睡眠体質と不眠体質をわけるキーマンとも言うべき存在なのです。

その一方で私が腎臓をもんだ人が、その後数時間の間にどんどん眠気が増していくというのは、腎臓をもむことで腎臓の働きがよくなり血液浄化力が改善するからです。腎臓内の血液の「通り」がよくなり身体中の疲労物質の循環がはじまり、それが睡眠物質へと変換されていくことで眠気が増していくのです。さらに心臓への負担も軽減され、副交感神経が働きやすい環境が整うことも眠くなる要因の一つでしょう。

このように腎臓をもむことで血流が安定し、副交感神経の働きがよくなり、疲労物質の排出が向上する。それらはすべて睡眠体質の向上へとつながっていくのです。

腎臓のもみ方は第3章で紹介していますから、気になる方はぜひ習慣になさってください。

このように、「日中にしっかりと身体を動かして疲れること」と「眠る前に腎臓をもんで働きを良くしておくこと」が大事です。日中の疲れが疲労物質を生み、眠る前の腎臓もみで貯まった疲労物質を循環させ睡眠物質に変換させるのです。それが「睡眠体質作り」の極意と言えるでしょう。

それでは次に、日中の心地よい疲れの作り方をご紹介していきましょう。これらの方法は実際に自身が取り組んでいたり、「わごいち」のお客さんに指導している内容です。わごいちには老若男女、さまざまな生活スタイルの人たちがやってきますから、きっと本書読者の皆さんにも有効な方法だと思います。

いきなりすべて実践する必要はありませんので、自分に合っていそうだなと思う方法や、興味がわく方法を選んで1つか2つから始めてみてください。そして効果を感じ始めたらだんだんと取り組みを増やしていけば、自ずと「睡眠体質」へと近づいていくことでしょう。

2 心地よい「身体」の疲れさせ方……筋肉はこう鍛えよう

「身体の心地よい疲れ」のつくり方

冒頭で紹介したように、アルプス登山をすれば身体は心地よく疲れますが、普段の私たちの生活でそれは実現不可能です。ただちょっとした工夫で街の暮らしの中でも身体を心地よく疲れさせることは充分に可能です。ここで5つの方法をご紹介しますので、できそうなことから実践してみてください。

①ひと駅手前で降りて歩く

私は仕事場への通勤に電車を使いますが、乗る駅は最寄りより一駅先、降りる駅は一駅手前で歩く距離を伸ばしています。もちろん毎日散歩やジョギングの時間を持てればいいですが、仕事をしているとなかなかそういう時間をもつのは難しいものです。そういう人は通勤を利用すればいいのです。どうせ通勤するのなら、その時間を運動に充てることで、自然とウォーキング習慣を獲得することができます。

また移動はほとんど車という人は、徒歩15分程度の距離であるならば歩いて移動するようにします。車移動に慣れてしまうとほんの5分でも車を使ってしまう癖がつく人も多いもの。何でもかんでも車ではなくて、「徒歩15分以内は歩く」というような自分ルールを決めたほうがいいでしょう。

②なるべく階段を使う。かつ一段飛ばしで上がる

歩くことは大事ですが、平地をいくら歩いても使うことができない筋肉もあります。人間の身体には600個を超える筋肉があり、それぞれ担当する運動が違います。つまり平地を歩く筋肉と起伏を歩く筋肉は違うのです。

街の暮らしの中でなるべくまんべんなく全身の筋肉を使う為に、私は階段をよく利用します。しかも階段を上るときは一段飛ばしです。一段飛ばしで上がることで内転筋や大腰筋といったインナーマッスルを使うことができ、筋肉に深い疲労感を与えることができるのです。慣れるとそれほど負担でもなく、膝痛や股関節痛の予防にもなりとてもおすすめな方法です。もちろん一段飛ばしができない、あるいは痛みが出るような人は、普通に一段ずつ上がるところから徐々に始めていくと良いですね。

③膝やお尻を床につけずにしゃがむ

床に落ちたものを拾う時、どのような体勢で拾いますか。多くの人は膝を伸ばしたまま腰だけを曲げて拾っています。

しかし私は膝を曲げてしゃがんで拾うようにしています。ただし地面に膝やお尻をつくことはありません。地面についているのは足裏だけで、そのまま腰を落として落ちたものを拾います。これも前記②と同じでインナーマッスルを使うための動きです。特に寝起きは身体が固まっていますから、朝一番にゆっくり2度、3度と意識してしゃがむことで日中の身体の動きが良くなります。腰痛予防にもなります。

④掃除は最高にお手軽なエクササイズ

多くの人が忌み嫌う？掃除は、実は最高にお手軽で効果的なエクササイズと言えます。特に雑巾がけはおすすめです。

バケツを持ち上げたり雑巾を絞るときに、腕や肩の筋肉を使うことができます。雑巾で床を拭く為には、深くしゃがまなくてはなりません。このしゃがむという動作こそが私たちの身体のインナーマッスルを使い、疲れさせることができるのですが、今の私たちの暮しにしゃがむ機会はほとんどなくなりました。

トイレはしゃがむ和式から座る洋式になりました。そして床掃除は雑巾がけから掃除機になりました。特に私たち日本人はしゃがむという生活文化を持っていて、これが深い疲労とその結果としての深い睡眠をつくってきたのですが、それが今無くなりつつあります。これも不眠の増加の一因となっているでしょう。

もちろん床だけでなく窓もテーブルも、暇があれば拭き掃除をしましょう。面倒でできればサボりたい掃除も、身体を疲れさせて睡眠を深くする「副作用のない睡眠薬」のようなものだと思えば、ちょっと楽しくなりませんか？

⑤毎朝水シャワーを浴びる

筋肉を鍛えるという意味とは少し外れますが、私は毎朝の冷水シャワーを日課にして10年以上が経ちます。夏場は心地よいですが冬の朝の冷水は息が止まりそうになります。それも数年を過ぎたあたりからようやく慣れてきました。

水シャワーをする理由は、皮膚あるいは表面筋肉の血流を良くするためです。最近は家庭でも職場でも外の施設でもエアコンが行き届き、常に快適な温度に保たれています。もちろんその方が身体も心も安定して気持ち良いのですが、その一方で外部環境に応じて発汗をしたり血流を減らしたりして体温を安定させる働きが弱まっているように思います。

全身の皮膚に冷水をかけることで、毛細血管が刺激され、冷水によって冷やされた体温を補うために身体の中枢から血液を引っ張ってこようとします。血液循環を担っているのは心臓や筋肉の運動であると考えられがちですが、皮膚表面の毛細血管の働きも無視することはできません。それを鍛えるのが水シャワーなのです。

他にもいろいろありますが、主な私が行っている筋肉の鍛え方、疲れさせ方はこのようなものです。どれも10年以上続けています。

筋肉に対しては「使う。動かす」ということが大事です。「使わない。動かさない」でいると筋肉はどんどん硬くなり動きが悪くなります。整体をしていると膝や股関節に痛みを持っている人の下半身の筋肉の硬さを感じます。それらを整え鍛え柔軟性を取り戻すことで、ほとんどの人は足腰の手術も回避できます。

また私が重視している筋肉の鍛え方のポイントは二つあり、「全身まんべんなく使う」ということと「インナーマッスルをしっかり使う」ということです。

人の身体は600個以上の筋肉の集合体です。これを一つ一つ使っていくのは大変ですが、ウォーキングは軽度な運動ながら広範な全身の筋肉をつかうことができますので毎日1時間程度を目標に歩くと良いですね。(朝に30分、夕方に30分など分けてもいいです)

その上で特にインナーマッスルを鍛えると良いでしょう。スポーツジムに行かなくとも、紹介したようにしゃがんだり、階段を1段飛ばしして上がったりすることを習慣化すれば、ちゃんと鍛えることができます。

すべての筋肉を合わせると大きな体積となりますから、このようにしっかりと使い動かすことで大量の疲労物質が蓄積されます。日中に溜め込んだこの疲労物質が夜中の睡眠物質となり、また運動が血液循環を促進してあなたの眠りを深くします。

「睡眠力」アップに、出来そうなことから試してみてください。

心地よい「脳」の疲れさせ方

身体の次は、脳の疲れについて考えて行きましょう。冒頭にも書いた通り「睡眠学」が脳波の測定からスタートしているのを見ればわかるように、脳と睡眠には深い関係があります。

ところでわごいちの整体でひそかに人気があるのが「頭」の施術です。なぜか頭が張っている人、つまり硬く大きくなっている人が多いのですが、これは脳の充血状態であると私は見ています。そしてそういう人には、先ほどご紹介したように大脳部全体への圧迫や頭蓋骨の調整をすることで血流を促進し、「たちまち寝落ち」するほどの気持ち良さをあたえることができます。

ここで一つ疑問なのは、頭の充血は昔からあったのでしょうか。それとも最近の特徴的な症状なのでしょうか。私にはどうにも最近の傾向、特にここ数年に加速している症状ではないかと思えます。

というのはあきらかに「頭が重い。ふらつく。痛い」という訴えが増えているからです。そして触れてみると実際に硬く充血しているのです。そういう人が確実に増えているという感覚があります。これはどうしたことなのでしょう。

おそらく近年の最大の原因はスマホでしょう。小さい字、ブルーライト、電磁波などスマホの害についてはいろいろと言われていますが、スマホの脳に与える最大のダメージは「脳の休息」を奪っていることです。

スマホを持ってなかった頃の自分の生活を思い出し、今の暮らしと比べてみてほしいのですが、そこには私たちが失ってしまった時間があったはずです。それは「何もしないでボーっとする時間」です。

昔はトイレやお風呂、電車の中、珈琲を飲むときなどぼーっとしていた時間に今はスマホを触ることが増えました。特にＳＮＳが発達してからは、「すき間時間の活用」などと言ってスマホをさわる習慣が出来つつあります。そしてボーっとするすき間時間、つまり脳の休息時間がどんどん奪われているのです。

私の経験では、10年くらい前までの人々の頭はもう少し柔らかかったものです。手のひらでやさしく圧迫すればわずかにへこむような感覚がありましたが、最近の人の頭は圧迫しても石のように微動だにしません。これは脳が充血して腫れているのです。おそらく休みなく1日中働いているために、オーバーヒートして脳が充血しているのでしょう。それがめまいやふらつきという不調も伴う「不眠体質」につながっているのでしょう。

つまり脳を心地よく疲れさせるには、スマホあるいはパソコンやテレビなどをなるべく遠ざけて、「何も考えないボーっとする時間」を確保することです。ほんの5分くらいでもいいのでぼーっとしてください。

電車に乗ったらスマホではなく、車窓の風景を眺める時間をもってください。コーヒーを飲むときはスマホを伏せ、香りと味を楽しんでください。そういう一つ一つの脳の休息が、脳の心地よい疲れをつくり「睡眠体質」につながっていきます。

もちろんそれでも脳の充血はあるかもしれませんから、第2章で紹介した上半身のストレッチや、本章で紹介した頭のマッサージなども上手く使ってもらえるとなお効果的です。

心地よい「心」の疲れさせ方

わごいちには全国各地から何年も定期通院する人が沢山います。既に悩みは解消されているのにそれでもわざわざ新幹線や飛行機に乗って通い続ける人たちがいます。その理由は、身体だけではなく心の問題にも向き合っているからです。

「心と身体はつながっている」とはよく聞くフレーズですが、実際にそうだと思います。わごいちでよくあるケースとしては、例えば夫婦関係があまりうまくいっていないとか、職場の人間関係がうまくいっていないとかで心のストレスが積もり積もると食生活が乱れて暴飲暴食をしたり、スイーツを食べ過ぎたりするというものです。

発端は「心のストレス」ですが、それが暴飲暴食につながることで胃腸や肝臓の炎症を招き、結果として便秘や胃もたれ、腰痛や頭痛など「身体の不調」へとつながっていくというケースです。本当にこのような事例には枚挙にいとまがないほどで、「心と身体は本当につながっているのだなあ」と痛感するものです。

ですから私たちの仕事は身体を整えるだけではなく、心も整えることが実は重要なのです。とりわけわごいちはおなかに手を触れるので「ハラを割りやすい」環境なのでしょう。カウンセラーにも話していないというような本音の相談を聞かされることも多々あり、一緒にその解決策を考えながら体質改善を図っていきます。

そんなこれまでのカウンセリング事例をいくつかご紹介しながら、心の疲れさせ方について考えてみましょう。

実例1「ありがとうの力」甘利よし子（仮名）さんの悩み

実のお父さんと同居する甘利よし子さんは60代女性。お父さんとの折り合いが悪く整体に来るたびに愚痴（悪口）を言っていたが、その彼女の胃は怒りのストレスで炎症だらけ。キンキン声で話す声を聴く方も大変だが本人の体調もかなり悪く辛かっただろう。

そんな彼女への私が行ったアドバイスは「1日1回でいいから、お父さんにありがとうと言いましょう」というものだったが、瞬時に「ムリムリムリムリ絶対にムリ」と返された。それでもなぜそれが必要なのか、どういう風に行えばいいのかを根気よく説得するとしぶしぶ承知して帰られた。

果たして翌月来られた時に「先生、なんとか頑張ってありがとうを言ってるよ。心の中ではいろいろ葛藤するけどね」。そして3か月後にはなんと「先生本当にありがとう。感謝してます。最近はあのお父さんが私にありがとうと言ってくれるのよ〜」と大いに感謝された。ストレスで作っていた胃炎もずいぶん良くなり、その後脳の病気で認知が進んだお父さんとのコミュニケーションは一層大変になっているようだが、それでも「ありがとう」をお父さんに伝え続ける努力を続けています。

実例2「可能性を信じる」村上風香（仮名）さんの悩み

わごいちに来られた時には胃もたれ、不眠、ふらつき、パニック障害などなど様々な不調を抱え病院巡りの後にメンタルクリニックを紹介され、抗うつ剤と安定剤をのんでいた20代の風香さん。心身の不調で仕事も続けられずご主人とも別居状態で静養されているところからのスタートでした。

彼女との取り組みは薬を減らしながらの体質改善、そして社会復帰を目標に置いている。その為には彼女の心の奥の「恐怖心」と向き合うことが必要だと考えました。

彼女は若さもあって「なにかに本気で挑戦したい」という漠然とした願望がありま

す。その一方で「失敗したくない」「自分をダメだと思いたくない」という恐怖心が強く、とりあえず本当にしたい訳でもない仕事をして自分をごまかし、そんな自分の生き方に納得できなくて自己否定してしまう。そんな繰り返しをしてきたのです。

内臓をもみ身体を整えながら、「自分が本当にしたいこと」を自分で発見し、自分で決意することを待ちながらいろいろな話をしていました。なんども同じ失敗をしながらも、だんだんと自分を信じようとする気持ちは強くなりつつあります。そして体質も歩調を合わせるように強くなっていっています。

実例3「空を見上げる」槙野朋子さん（仮名）さんの悩み

胃弱と不眠の悩みを抱えてわごいちにやってこられた70代の槙野さん。東海地方から通い続け、私が開催する講演会やイベントなどは必ずと言ってもいいほど通ってくる熱心で真面目な女性。ところがずいぶん体調は良くなっても不眠が改善されない槙野さんにアドバイスしたのは「空を見上げる」ことでした。

「暮らしの中で空を見上げることありますか？」と尋ねたらびっくりして「そういえば最近空を見上げた覚えがないです」と。真面目過ぎるがゆえに目の前のことに必死になりすぎるのです。

それは体調不良に対しても過剰に心配し過ぎることにもなるし、眠れないことに対しても「眠れない眠れない」と余計に自分を追い詰めてしまう。結果として不眠の悩みは深刻化し、胃や腎臓の状態も悪くしてしまう。一日のうちでなんどか空を見上げることで、目の前のことに捉われていた自分の視野を解放し、心に落ち着きを取りもどしました。あわせて喉と首の緊張を緩和し深部血流の循環を良くするようにアドバイスをしたところ「空をみる習慣をもつことでずいぶん寝やすくなりました」と報告がありました。

実はその後に胃がんが発覚し通院が途絶えることになり、今でも忘れられない槙野さんではあるけれど、あの時に「空を見るって大事ですね」と朗らかな笑顔が今でも続いていることを願っています。

ストレス社会というように、私たちの暮らしは心を疲れさせることが溢れるほどにあります。その中でつい人は「ストレスを避ける」「ストレスから逃げる」ことをしようとしますが、人と人が一緒に暮らす社会の中で「ストレスフリー」な状態を作ることなどほどんど不可能です。なにかのストレスをうまく逃げても、また違うストレスがやってきて苦しむのです。私が『わごいち』で皆さんに心の面でアドバイスしているのは、ストレスから逃げるのではなく、ストレスとの向き合う角度を変えるということです。つまりストレスが嫌だから逃げようと背中を向けることが一番実は疲れるのです。「逃げた自分」「問題を後回しにした自分」「でもいつか向き合わなくてはならない現実」を深層心理で知っているので、余計に疲れてしまうのだと思います。

それならばいっそ向き合う角度を変えて、背中を向けるのではなく胸を向ける勇気を持つことが必要になってくるのでしょう。何が本当の問題なのか。自分の本当の願いや恐れは何か。それにどう取り組んでいくかということを考えていくのですね。

もちろんこれらの取り組みを独力でするのは困難なこともあります。そういう時に私たちのような専門家のサポートを得ながらストレスに向き合い乗り越えようとすることで、心がまっとうに心地よく疲れていきます。折り合いが悪かったお父さんに対して「ありがとう」という取り組みができたなら、「私はやるだけのことをやった。いいことをした」という手ごたえと心地よい疲れに包まれて眠りにつくことができるでしょう。こうして心の睡眠体質を深めていくのです。

極意は「心の悩み方を前に向けて疲れさせること」です。参考になれば幸いです。

心地よい「おなか」の疲れさせ方……内臓の個性を知る

ここまで睡眠体質を高める「身体」「脳」「心」の心地よい疲れさせ方を紹介してきましたが、最後は「おなか」です

ただおなかだけは少し方向性が違い、疲れさせるというよりは守るという意識で考えることが必要になります。また臓器ごとに違う守り方があります。

睡眠に関係の深いいくつかの臓器について、整体の私流の研究からその守り方を紹介しましょう。

3 睡眠に大切な【おなかの守り方】

胃――胃の休み時間をつくる

まずは「胃に負担をかけない」ことが大事です。私たちの口は欲張りであれもこれも食べたがりますが、食べたものを処理（消化）する役割は胃に押し付けられます。

食べ物の中には胃にほとんど負担をかけないものもあります。お米、野菜、天然の魚などです。味付けは無添加の塩、しょうゆ、味噌、みりんなどを使い、できるだけ薄味にすることも胃の負担を減らします。

逆に肉、油、乳製品、チョコレート、度数の高いアルコール、炭酸などは胃に大きなダメージをあたえ胃炎の原因となります。洋菓子などのスイーツ、菓子パンなどはできるだけ控えることも大切です。

また「胃の休息時間を作る」ことも大切です。胃は消化活動の後、傷んだ胃壁を修復する時間が必要になるからです。おおよそ消化に3時間、修復に2時間かかるので、食事と食事の間は5時間空けることがポイントです。(水やお茶は飲んでも大丈夫です)

さらに現代人は運動量に対して食べ過ぎなので、1日2食にすると良いでしょう。私も朝御飯を食べなくなって15年以上たちますが、午前中にしっかりと胃を休めることで体調はすこぶる良くなりました。

「食間5時間」と「1日2食」で胃を健やかに保つこと。そうすれば胃もたれや、夜中の胃酸の逆流もなくなり、ぐっすり眠れるようになります。

腸――血流増進力をもつ「大腰筋《だいようきん》」運動をする

腸を守るポイントは2つあります。

一つはおなかを使った運動をすることです。腸管の周りにはびっしりと血管が張り巡らされていますが、これらの血流が悪くなると腸の働きが低下し、便秘や下痢などの症状を引き起こします。もちろん睡眠にも悪影響を及ぼします。

腸はぜん動運動と言う消化物を先に流していく収縮運動をしていますが、それだけでは腸管の血流を良くするには不十分です。さらに腸の周りの筋肉を動かすことで腸の血流を良くすることが大切です。

腸に対して最も血流増進力をもつ筋肉は「大腰筋（だいようきん）」であると私は考えています。大腰筋はおなかの中にある大きな筋肉で、立ったり運動する時の姿勢を保持する役目と、太ももを大きく引き上げる役目などを持っています。この大腰筋をしっかりと使うと、周りで接している腸も押されて動き、腸管の血流もよくなって消化吸収が促進されるのです。簡単な運動としては、階段を一段飛ばしで上がるか、しゃがんで床の雑巾がけ（膝をつかないで）をするといいでしょう。足腰に自信がない方は、手すりを持ってゆっくり一段ずつ上がるだけでも効果ありますよ。

腸を守るもう一つの方法は食べ物

最近は腸活という言葉もありますが、腸内細菌のバランスを良くするため、善玉菌を増やす発酵食品を食べましょうとよく言われます。もちろんそれも大事なことですが、それよりもはるかに大事なのは「腸に悪いものを摂らない」ということです。具体的には砂糖です。甘いものが好きな人のおなかは触れればすぐに分かります。腸のむくみとしてあらわれるからです。

あまり知られていないようですが、甘いものを摂りすぎると腸がむくみ内臓脂肪が溜まります。私のように20年もおなかを揉み続けていると、ちょっと触れれば「砂糖とりすぎたね」とすぐ分かるくらいにはっきりとした変化が出ます。

むくんだ腸は栄養の吸収がうまく進まず、内容物が長い時間滞留することになり腸内環境は悪化していきます。おなかが重くなり、血流も悪化して睡眠の質も低下します。

本当の腸活とは、乳酸菌を摂ることではなく、砂糖を減らすことなのです。

肝臓——寝起きの悪いのは肝臓のせい⁉

肝臓は重量もある巨大な臓器です。中には大量の血液が流れています。つまり全身の血液に対して関係が深い臓器と言えます。日常生活でこの肝臓を悪くする最大の要因は「砂糖」と「油」です。

食事で摂った脂質は脂肪酸に糖質はブドウ糖に分解され、肝臓で中性脂肪に変化します。これらは一時肝臓に貯蔵され、代謝や運動などで必要な時に消費されますが、食べ過ぎや運動不足で使いきれなかった場合、肝臓内の中性脂肪がどんどん蓄えられていき、肝臓が肥大してしまいます。

さらに第3章で説明した通り、肝臓には毒素の分解という大事な機能があります。毒素と言ってもトリカブトのようなものではなく、食べ物に残留する農薬や添加物、薬やサプリメントなどの一部成分など日常的に身体に取り入れているものです。こういうものを摂りすぎることも肝臓の仕事を増やし、負担となっています。

このように肝臓に余分に蓄えられた栄養素や、血液中の毒素が肝臓を疲れさせていることが「寝起きの悪さ」という形で顕著に表れるのです。

腎臓──歩くのが腎臓の健康のモト

腎臓の働きは血液の質しだいというところがあります。

腎臓は血液の汚れを浄化する臓器です。コーヒーフィルターのように、腎臓を通る血液から不純物や老廃物をこしとり、膀胱に送り、尿として排出します。つまり腎臓にとってダメージとなるのは汚れた血液です。

全身の細胞を巡り、老廃物を回収してきた血液が腎臓にやって来ます。その血液に大量の老廃物が含まれていたり、そもそも血液の質自体がコレステロールなどでドロドロと汚れていると腎臓のフィルターが詰まってしまい炎症を起こすのです。

睡眠中にこの腎臓のメンテナンスは行われますが、あまりにも炎症が多い場合には修復が追いつかず寝起きが重だるくなります。またそのような状態が長く続けは、腎不全などの深刻な事態にもなる可能性があります。

この血液浄化と言う大事な働きをしている腎臓を守るには、まず第一に血液を汚さないということです。糖質や脂質の過剰摂取によって、あるいは肥満などによって血液が汚れます。脂っこい料理や味付けの濃い料理を避け、なるべくお米や野菜中心の昔ながらの和食にすることが大事です。また特に飲み物はジュースなどではなく、水かお茶を中心にするようにします。ドロドロと濃いものを食べれば血液もそうなっていきますし、サラサラと薄いものを食べれば血液はそうなっていきます。

また歩くことは腎臓の健康にとても有効です。足を使うと腎臓の動きが活発になります。多少腎臓のフィルターが詰まっていても、歩いて血流を良くすることでその流れを後押しすることができるのです。

以上、睡眠に特に関係の深い臓器について、その守り方を紹介しました。

筋肉は使い込むことで強くなります。脳もつかうことで発達していきます。心も上手く鍛えれば豊かに強くなっていきます。しかし内臓だけはそうではないのです。

内臓は鍛えるのではなく守ることが大切です。鍛えなくともすでに全力で内臓は働いていています。ですから私たちができることは、内臓が働きやすい環境を整えること。そうすれば自分たちで最適な活動を行っていくものです。

「心地よい疲れ」と「快眠」のサイクルを回していこう

なかなか寝つけない人や熟睡できない人にとって、「快眠」というのは大きな憧れにさえなります。たっぷり遊んだあとご飯を食べながら寝落ちする子供の姿を見ると「こんなにぐっすり眠れたらどんなに気持ちいいだろうなあ」と羨ましく思うものです。そして夜中に布団の中で目が冴えた時に「ああ、なぜこんなに眠れないのか」と焦り悩みもします。

よく眠れるために、高価なマットレスを買うのもいいでしょう。よく眠れるサプリメントを飲むのもいいでしょう。しかしそれでどれだけ睡眠の質が上がったでしょうか。

人の身体は正直にできていて、疲れた分しか眠れないようになっています。起きているときに頭や身体を使うと疲労物質がたまります。昼間にどれだけの疲労物質をためることができるかによって、睡眠物質の量が決まり、夜の睡眠の深さが決まるのです。

いわば疲労物質は睡眠量の貯金のようなもので、夜にその貯金を使って私たちは眠ります。昼間に貯めた以上の睡眠貯金を夜に引き出すことは決してできないのです。本章で説明してきた「疲れましょう」というのはこういう理由によるものです。昼間にどれだけ疲れることができるかが、夜の睡眠量を決定しています。

さらに言えば量だけではなく質も大事です。身体が緊張して硬くなるような疲れ方、心がすり減るような疲れ方ではなく、精一杯前向きに働いた疲れ感が、心地よい睡眠を生み出します。睡眠問題と言えば寝具や眠活アイテムなど夜の暮し方に目が行きますが、本当のところは昼間の暮し方を整えることがテーマになるのです。

【*Column* 三宅の視点】

「睡眠力を高める」とはすなわち「生命力を高める」こと

なぜ私たちはこれほどまでに睡眠の質にこだわるのか。なぜ眠れないと不安になるのか。ショートスリーパーにしてもロングスリーパーにしても、睡眠時間の違いこそあれ「質」を高めたいという願望は同じです。人は誰しもぐっすりと眠りたいのです。

思えば人間のようにこれほど安心して長時間眠れる睡眠は、他の動物にとって永遠のテーマとも言えるほど贅沢なことです。

自然界では睡眠中にいつ外敵が襲ってくるか分かりません。睡眠の質を良くするには、身体の全機能をストップすることが最も効率的ですが、そうすると不意に襲来する外敵にまったく対応できずに命を落とすことになります。この矛盾と向き合いながら動物たちはなるべく安全でなるべくよく眠る為の葛藤を続けています。

そう思うと我々人間はいかに恵まれた睡眠環境にいることでしょう。

しかし問題はこの恵まれた、いや恵まれ過ぎた睡眠環境が逆に私たちの生きる力、すなわち生命力を低下させてはいないかという事です。

これは室内で飼っているペットたちを見れば一目瞭然です。あのように無防備におなかを上に向けて眠る野生動物は滅多にいません。起こそうと思ってポンポンと触れても目を覚まさない熟睡は、厳しい自然界では命取りになることでしょう。最近はペットも人間と同じように糖尿病や花粉症などに悩むことも多いようですが、あの無防備な寝姿を見るにつけ睡眠と生命力と病気の関係を思わずにはいられないのです。

昨今の睡眠に関する情報は、よりよい睡眠環境を作る事、そして守ることに偏りすぎて、睡眠の本質を見失っているように思います。確かに質の良い睡眠、深い睡眠は大事です。でもそれは自分を甘やかすこととイコールではないはずです。

日中に精一杯働き疲れる。その疲れを睡眠で取り返す。その繰り返しが本当の質の良い睡眠をつくり、生命力を高めてくれるのだと私は皆さんにお伝えしたいのです。

いよいよ次は最終章です。

次の第5章では、忙しくなりすぎた現代生活の中で、私たちが失ったものとは何か、それがどのように「睡眠問題」を生み出しているかについて考えてみたいと思います。

また巻末特集として、ここまで紹介した睡眠メソッドをよりわかりやすく紹介します。どうぞ最後まで楽しんでお読みください。

よく眠れるのは最高の幸せ、よく眠れるように暮らすのは最高の生き方です。

第5章

深い眠りへ導く「夜の脱力」心休ませタイム

5

睡眠の大前提〝寝る前の脱力〟できてますか

いよいよ本書も最終章となりました。ここまでに深部血流の大切さ（第2章）、内臓を整えることの大切さ（第3章）、そして心地よい疲労の大切さ（第4章）について皆さんにお伝えしてきました。ここまで読まれた皆さんは「睡眠の本当の役割」について理解され、「もうちょっと睡眠を大事にしよう」ときっと思われていることでしょう。そうなんです、睡眠とはただ眠るだけではなく、私たちが元気に人生を生きていく上でとても大事な、かけがえのない働きをしてくれているのですね。やっぱり睡眠は大事なのです。

さて最終章となりますこの第5章では、最後にもう一つだけとても大切なことをお伝えします。いくら血流を良くし、内臓を整え、心地よく疲れても、実はそれだけで完全な眠活は完成しません。もう一つだけとても大事な要素があるのです。それは「寝る前の脱力」です。

エジソンが電灯を発明するまでは、世界の夜は暗かったはずです。人は明るい昼間に働き、夜は暗がりの中でゆっくりリラックスし、それから睡眠に入っていきました。つまり「明るい昼の活動」「暗い夜のリラックス」「深い眠り」という3つのサイクルが毎日繰り返されていました。

しかし今の世界は、ネオンや照明器具で照らされた明るい夜になりました。そして「暗い夜のリラックス」がなくなり、「昼の延長のような夜の興奮」になってしまっています。私たちは昼間のようにスマートフォンやテレビに向かい、脳や自律神経を興奮させ続けているのです。

これではその後の「深い眠り」がやって来にくいのもしかたがありません。深い眠りの前には、心地よいリラックスつまり「脱力」の時間が必要なのです。本書で繰り返しご紹介した「睡眠力」の方法も、「脱力」あってこその効果を発揮できるのです。それをこの章で解説していきます。


また、なかなか要領が呑み込めないという方々のために、ここまでご紹介した「おなか脱力呼吸法」や「お白湯おなか温めマッサージ」「上半身ゆるゆるストレッチ」などのメソッドについて、今一度より簡単にできる方法をご紹介していきます。いわば巻末特典というものですね。この巻末特典で、ここまで読んでこられて「ちょっと難しいな」と思った方の助けになればと思います。

さらに「忙しくて色々なメソッドをする余裕がない」という方や、「自分の悩みにあう必要最低限のメソッドを知りたい」という方のために、「お悩み別の取り組み方」を最後にまとめますので、ご自分に合うベストな取り組み方を見つけてください。そして少しでも深く眠れますように、ご活用いただけば幸いです。

▼脱力の効用

人はなぜ眠るのでしょう。いや、なぜ人は眠らなくてはならないのでしょう。もし眠らないで暮らしたらどうなるのでしょう。

私たちは生きていくため、日中は食べてエネルギーをつくり、そのエネルギーを使って働いたり歩いたりして活動しています。じっとしているだけでも呼吸や体温維持という活動をしています。このように活動することで身体も疲れるし、心も疲れます。そんな一日の疲れを解消し、翌日の準備をするのが「睡眠」です。つまり人が眠るのは昼間の活動の疲れを解消し、翌日の活動の準備をするためなのです。

しかしただ眠るだけで疲れが100％解消されるとは限りません。同じ時間眠っても疲れが残る日もあれば、スッキリと解消される日もあります。また人によって睡眠で疲れが取れる人と取れない人がいます。「あの人より私の方がずっと長い時間眠っているのに、あの人の方が私より元気なのはなぜ？」ということもあります。この違いはどこからくるのでしょうか。

本書でここまで取り上げてきた「睡眠の質」。これを高めるためには昼間に疲れておくことが大切だとお伝えしてきました。昼間にしっかりと動いて働いてできるだけたくさんの疲労物質を貯めておく。そうすればこの疲労物質が睡眠物質に変わり、私たちの睡眠の質を高めてくれます。第4章で説明した通りです。しかし本当はもう一つ大事なことがある、ということを知っておいてください。それがこの第5章でお伝えする「眠りにつく前の脱力」です。

興奮をおさめないと疲れは抜けない

世の中の数多くのリラクゼーションサロンを見わたすと、それぞれ工夫を凝らして癒し空間を作っています。アロマを焚いたり、ヒーリングミュージックを流したり、間接照明を使ったりしています。私が主宰する「わごいち」も行灯と畳の和室空間を作っていて、お客さんたちには癒しの空間だと言ってもらえます。

これは何のために行っているかと言えば、単に格好をつけているのではなく、整体前に心身の興奮をおさめて「脱力状態」を作るためなのです。

整体院やリラクゼーションサロンに入ってくる人は、仕事や家事などで疲れていることがほとんどです。なかにはストレスで興奮してキンキン声で愚痴をいう人もいます。日中のストレスや疲れに支配されているのです。

しかし実際にそういう人を癒し、身体を整えてあげようとすれば、心身が興奮しているとうまくいきません。筋肉は固いし、血流も悪いからです。いくら疲れを取ってあげたくても興奮が邪魔をするのです。

セラピストはそういうことを経験的に知っているので、まずサロンを癒し空間に整えて「興奮をおさめる」ことからスタートします。心と身体の興奮がおさまりリラックスしてくれれば、疲れが浮き出てきて癒しやすくなるのです。つまり興奮からいきなり癒しにはいきにくいので、間に「リラックス」を挟むことがとても有効なのです。

これは睡眠についても同じことが言えます。私たちは日中に一生懸命に働いたり家事をしています。あるいは様々なトラブルや面倒事にまきこまれ悩まされています。その結果として心身が多少なりとも興奮しています。このような興奮している状態からいきなり睡眠状態に入るのは難しいですね。「あー腹立つ！」と怒っている1秒後に「ぐーぐー」と眠りにつくのは至難の業です。かならず睡眠に入る前に、ある程度でも興奮をおさめることが必要になってきます。それが「睡眠前の脱力」なのです。

睡眠は記憶と感情の断捨離

ところで皆さんは一日さんざん悩んだ問題や悩みが、一晩寝て起きると解消したというような経験をしたことはないでしょうか。

眠りにつく前は「もう逃げ出したい」と思っていたようなプレッシャーさえ、朝起きたら「まあいいか、なんとかなるか」と吹っ切れていたり、前日にいくら頭をフル回転しても見つからなかった解決策が、翌朝に「こうすればいいんだ！」と突如ひらめいたり、そういう経験をしたことがある人は多いようです。

ただ寝て起きただけなのに、問題が解決している、悩みが軽くなっている、どうしてそのようなことが起こるのでしょうか。

それは睡眠中に頭の中の余計な記憶や感情が睡眠の働きによって消去されるからです。私たちは日中にいろいろなことを感じたり考えたりしますが、それらの記憶や感情は忘れたつもりでも脳や心に記録されています。(だからふいに忘れていたことを思い出したりします) そして起きているあいだずっと新しい記憶と感情が追加されていきますから、夜には頭も心もいっぱいになっています。

それを眠っているあいだに整理するのです。断捨離という言葉がありますが、睡眠はいわば記憶と感情の断捨離とも言えます。本当に必要な情報は残し、不必要な情報は消去し、頭と心をリフレッシュしてくれるのです。

「朝の方が頭もよく働くし、いいアイデアも生まれやすいから朝に大事な仕事をする」という人も多いですが、そういう人は睡眠によって脳や心から余分な記憶や感情が整理され、スッキリとした状態で仕事がはかどることを体験的に知っているのでしょう。睡眠には記憶と感情の断捨離と言う大事な役割があるのです。

食いしばりは睡眠の質の悪さのサイン

しかしいつも睡眠後に頭と心が良く働くとは限りません。また朝でも別に仕事ははかどらないという方もいるでしょう。この差異はどこから生まれてくるのか、それが

「睡眠前の脱力」の有無なのです。

例えば睡眠中に寝苦しそうに顔をしかめていたりすることがありますが、これは昼間の記憶や感情を整理して断捨離している時に表れる働きで、誰にでもあることです。しかしあまりに激しい歯ぎしりや、大きなうなり声やうめき声を発するような時には注意が必要です。なぜならこういう時は本来リラックスしているはずの睡眠も昼間のように精神の興奮状態が続いているからです。こうなるといくら寝ても頭と心の断捨離がうまく進まず、疲れが翌日にまでもちこされてしまうのです。

私のところに整体に来る人たちをみていても、うまく脱力できない人がいます。こちらがいくら脱力させようとしてもなかなか力が抜けず、興奮して人の愚痴や文句を言い続けることがあります。こういう時はいくら整体しても、身体がゆるまないんですね。

むしろ一生懸命こちらが頑張れば頑張るほど相手の興奮もヒートアップしていくこともあります。こういう時は何をしてもダメで、まず興奮をおさめること、脱力させること、それを行わないと身体から疲れが抜けないものです。

睡眠中に歯ぎしりやうめき声が激しい人は、睡眠時間に日中の興奮を持ちこんでしまっている状態だと言えます。眠りにつく前に興奮を収め脱力することが足りていないと、こういう状態に陥ります。

ちなみにこういう人の身体に触れると、いくつかの特徴が見て取れます。例えば「のど、首のハリ」や「顎関節のこわばり」です。首やアゴに触れてみるとカチコチに固まっていることが多いものですが、その原因は「食いしばり」です。奥歯をかむためにはアゴと首、のど周りの筋肉を使いますが、睡眠中に過剰に食いしばっているとこれらの筋肉を傷めてしまうのです。（実際に歯医者で食いしばりを指摘されることも多いようです）

そういう人の話をきいてみると、昼間にあった嫌なことが忘れられず寝つけない夜も多いと言います。眠りにつく前に脱力ができていなくて、夜中もずっと昼間の興奮が続いていて「食いしばり」をしてしまう。これは睡眠の質が良くないという一つのサインだと思います。

もちろん食いしばりがまったく悪いというわけではありません。歯ぎしりもうめき声や苦しそうな寝顔も、記憶と感情の断捨離の中である程度発生するものです。しかしそれらが毎晩続くようであったり、隣で寝ている家族がびっくりするような激しいものであるならば「睡眠前の脱力」についてこの機会に考えてみたほうが良いでしょう。

★【忙しい人でもズボラな人でもできる速効・簡単な〈ふわふわ心休ませ法〉】

さて、お待たせしました。眠りの前の脱力の大切さを理解したところで、さっそく誰でも簡単にすぐできる脱力法を伝授しましょう。ただ残念なことに、人間というものは「脱力しよう」と思ってもなかなか脱力できないものです。むしろ脱力しようしようと思えば思うほど、余計に力が入って脱力が遠のいていくものですね。

そんな時に、うまく速やかに脱力状態に自分の心身を導くことができる簡単な心休ませ法を考案しましたので、ぜひ実践してみてください。

では始めましょう。眠りにつく前に脱力する〈ふわふわ心休ませ法〉です。

ここで紹介する〈ふわふわ心休ませ法〉は誰にでもすぐにできるとても簡単なものです。むしろピュアに自分の心と身体に向き合うものですから、考えることはまったく必要ないのです。

またこの〈ふわふわ心休ませ法〉の特徴は整体師である私が考えたものですから、

身体から心へと、徐々に脱力状態をつくっていきます。ふわふわととても気持ちいいですよ。

ちなみにこの〈ふわふわ心休ませ法〉は、第2章で紹介した〈おなか脱力呼吸法〉のかわりに行ってもいいです。「おなか脱力呼吸法が難しくてうまくできなかった」という人も、これならきっとできると思いますので、ぜひ挑戦してみてください。夜のゆっくりとした時間に床に横になったり、あるいは椅子に座ったりしたままできます。もちろん布団に入って行うのもおすすめです。

★誰でも簡単！気持ちいい！　ふわふわ心休ませ法のやり方

・横になるか椅子に座ってリラックスしよう
・できるだけ手足をゆったりと伸ばします
・目を閉じ、口を軽くだらしなく（人に見られるとちょっとはずかしいですが）開き、手のひらを天井に向けてフワッと広げます
・なるべく全身リラックスするようにします

力が入っている部位をさがしてみよう

目を閉じたまま、自分の身体の各部位の力の入り具合を順番に感じていきます。頭、目、鼻、口、あご、のど、ほっぺ、右肩、右腕、右手の平・・・と一つ一つの部位をパトロールするようなイメージで、力の入り具合を感じ取っていきます。（はじめはうまく感じ取れなくてもいいです。続けているとだんだんコツがわかってきます）

力が入っている部位、力が抜けにくい部位があれば、そこがあなたの緊張しやすいところであり弱点でもあります。全身すべてカチコチな感じがする人は、精神的に全身緊張状態にあるのかもしれません。いずれにせよいくつか硬い部位が見つかるはずです。見つかったら順に一つ一つその緊張を緩めていきます。

緊張を緩めるやり方は、「緊張している部分の毛穴を開いて、その毛穴から呼吸する」イメージをすることです（実際に毛穴が開くかどうかはさておき、そういうイメージをすることが大事です）。この毛穴呼吸のイメージを5回、10回と繰り返すうちにだんだんとその部位がふわふわとした感じがしてくれば上手くできています。つまりその部分の緊張の脱力が進んでいる証拠です。これはイメージと呼吸の力で「筋緊張」を緩ませるという方法なのです。

※もし毛穴からの呼吸がイメージしにくいという人がいれば、その硬い部位の皮膚呼吸をするイメージをしてもいいですね。

頭から足先まで順に息を出し入れしていこう

うまくふわふわと脱力できたなと感じたら、次の硬い部位を探して同じように毛穴から呼吸（するイメージ）を行っていきます。頭から、次に顔、後頭部、首、右肩、左肩、胸、背中・・・というように身体の上から下まで順に息を出し入れしていきます。

このようにして全身を一巡すると、身体全体がふわふわと緩んでいることが実感できると思います。また人によっては冷えていた身体がポカポカとしたことに気づく人もいるでしょう。私が整体をする時もよく、本人の手を取り患部に触らせることがあります。その部位が傷んでいることに自分で気が付いた時、初めて治癒力が充分に働くからです。

逆に言えば、興奮状態とは自分の身体の痛みや悲鳴に気がついてない状態ということができます。傷んでいる部位、傷んでいることに気がついていない部位に意識を向ける。そうすることで脱力が進み、痛みを修復する治癒力が働いていくものなのです。

またこの〈ふわふわ心休ませ法〉は肉体から力が抜けていくように精神面の興奮もやわらげ副交感神経の働きを高めてくれるので、これだけでも眠気を呼び起こすことができます。筋肉の疲れも心の疲れも寝つきにも効果がありますから、ぜひ毎日やってみてください。

心と身体はつながっている「身体を脱力させれば心も脱力する」

〈ふわふわ心休ませ法〉を毎日続けていると、その日の身体の疲れ具合がよく分かるようになってきます。呼吸のイメージがしにくい部位が、疲れているところです。「今日は肩がこっていたんだな」とか「今日は頭がつまっていたんだな」と言うように、忙しくしていた日中には気が付かなかった、自分の身体の疲れがわかるようになってきます。

また毎日同じところが息を入れにくいのなら、それはあなたの身体の癖、つまり体質的な問題でしょうから、本書で紹介した食事や運動、呼吸などのメソッドなどを活用して改善を図ることもできます。このように〈ふわふわ心休ませ法〉はさながらセルフ健康診断としても使えます。

もちろん〈ふわふわ心体ませ法〉はあくまでも「身体をリラックスさせる」ことが大事なので、あまり難しく考えず「身体のあちこちに息を入れるとフワフワして気持ちいいなあ」という感じでおこなってもらえると良いです。「気持ち良さ」が「脱力」を生み、その後の睡眠につながります。これが呼吸とイメージの力ですね。よく聞く「心と身体はつながっている」という言葉は、〈ふわふわ心体ませ法〉をすると一層感じることができるでしょう。

さてここまでこの〈ふわふわ心体ませ法〉以外にも、さまざまな睡眠メソッドを紹介してきました。それぞれ眠活にとても役立ちますし、また睡眠以外にも健康つくりに大いに役立ってくれる選りすぐりのメソッドたちです。

ただこの1冊にこれだけのメソッドを詰め込んだので、混じってどれがどうかわからなくなってしまっている方もいるかもしれませんね。またやってみたけどちょっとわかりにくい、という方もいるでしょう。次の特典はそのためにつくりましたのでどうぞご活用ください。

◉追補❶

※睡眠力メソッドのわかりやすいやり方

ここでは追補として、本書で紹介してきたメソッドのうち、主な3つについておさらいとコツの紹介をしてみます。一人でも多く方の不眠を解消できるよう、できるだけ丁寧にまとめていきます。

【おなか脱力呼吸法】

〈おなか脱力呼吸法〉が最も効力を発揮するのは寝つきのタイミングです。布団に入って「さあ寝ましょう」という時に10回だけでいいので〈おなか脱力呼吸法〉をやってみましょう。

「また第2章を読んでやってみたけれど難しくてわからなかった」という方の為に、より簡単な方法をここでご紹介します。

〈おなか脱力呼吸法〉の簡単なやり方（詳しいやり方は第2章を参照）

体勢

あおむけに寝て行います。膝はできれば伸ばして腕を伸ばして手をひろげ大の字に寝てください。手のひらを天井に向けて肩の力を抜き、全身をリラックスさせます。

息の吸い方

ゆっくりと少しずつ、鼻から胸全体に息を吸っていきます。おなかには吸わなくていいです。力まないよう優しく胸に息を入れていきます。腹式呼吸のようにおなかに大きく息を吸い込まないでください。

息の吐き方

胸がいっぱいになったら、口をぽかんと開けて、喉の奥を広げる感じにします。そして、おなかの底から口に向かって空気を抜いていきます。コツは下腹部から口に向かって息を抜くように吐いていくことです。またその際にはなるべく力まず、ふわーっとやさしく吐くようにしましょう。

回数

この「鼻から胸に吸う」と「おなかの底から口に向かって吐いていく」を10回繰り返しましょう。あまり生真面目に力んで逆効果になりますから、なんとなく気持ちいい感じで行うと良いでしょう。上手くできるようになると、4，5回目くらいから先の記憶がなくなります。（つまり途中で寝落ちしたということです）

ポイント

よくいわれる「腹式呼吸」はおなかに吸っておなかから吐きます。逆に「胸式呼吸」は胸に吸って胸から吐きます。しかしこの「おなか脱力呼吸」は胸に吸っておなかから吐くイメージで行ってください。

動画を付けておくので、よければ参考にしてください。

【これだけでもやってみよう〈お白湯《さゆ》おなか温《あたた》めマッサージ〉の簡単なやり方】

〈お白湯おなか温めマッサージ〉は一日のどこで行ってもよいお手軽なセルフケアです。〈おなか脱力呼吸法〉に入る前に、〈上半身ゆるゆるストレッチ〉などで体を柔らかくして、軽く〈おなか温めマッサージ〉をして取り組めばより睡眠力は倍増するでしょう。

できれば白湯を飲んで一通り行うことが理想です。お白湯を飲まなくても効果はあらわれますし、一通り行わなくてもやはり効果を得ることができますが、はじめての方はぜひ、お白湯を飲んでトライしてください。

ここでは6つある〈おなか温めマッサージ〉のうちから「これだけでも行うと効果大」という二つをピックアップし、よりシンプルにする方法をレクチャーします。

また時間が無い時、あまり面倒なことはしたくないという人にもおすすめの方法です。

腎臓もみ

腎臓もみはとても簡単で楽にできます。あおむけに寝て腰のくびれ（反るところ）

に両手を差し入れ、膝を立てて左右に揺らすだけです。手はまったく動かす必要もなく、ただ膝を揺らすだけで振動が腰に伝わり腎臓を刺激しほぐしてくれます。このようにして膝を左右に20回ほど振るだけで腎臓もみは完了です。

ポイント

刺激を強くし過ぎないこと。ウエストに差し入れる手はおわん型にして、手の甲が腰に当たるようにします。刺激が強すぎるようなら手のひらを平たくしたり、逆に刺激が弱すぎる時は手のおわんの高さを高くしたり自分の好みに合わせて調整しましょう。

ただ慣れないときに刺激を強くしすぎたり、回数を多くしすぎると逆に腰痛になったりする可能性もありますから、様子を見ながら徐々に刺激を増やしていってください。また手が背骨や肋骨、骨盤に当たらないようにも気をつけましょう。やわらかい腰のお肉（筋肉と脂肪）に手を当てるようにしてくださいね。

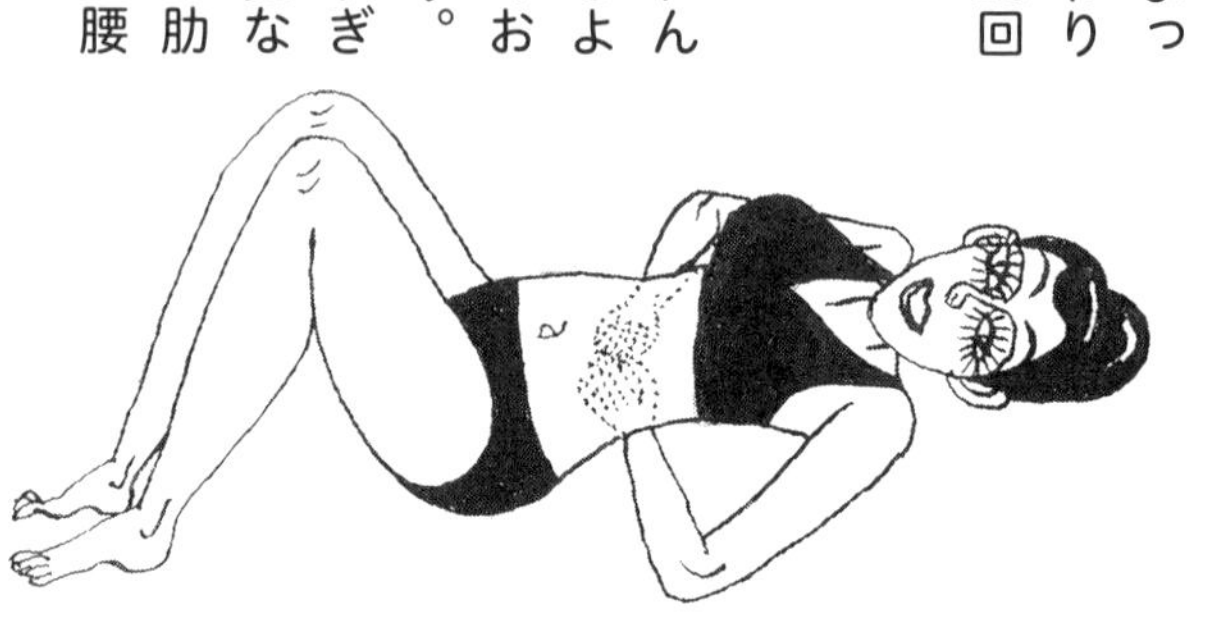

効用

腎臓もみはいつ行っても良いですが、夜眠りにつく1～2時間くらい前に行うと、疲労感が増して深く眠れるようになります。

小腸もみ

小腸もみはおなか全体を大きく揉みほぐすセルフケアです。あおむけに寝て両手をおなかにあてます。手のひらを大きく開いて、両手でおなかのお肉全体を軽くわしづかみにしたまま上下にわっしわっしと揺らします。おなかの表面のお肉（皮下脂肪と筋肉）をつかんで揺らすことで、その奥の内臓が揺れて刺激を受けます。上下に50回くらい揺らすといいでしょう。

ポイント

皮膚表面をこするのではなく、お肉をつかんで揺らす意識を持つことです。手が疲れたら無理に続けなくても良いです。初日は

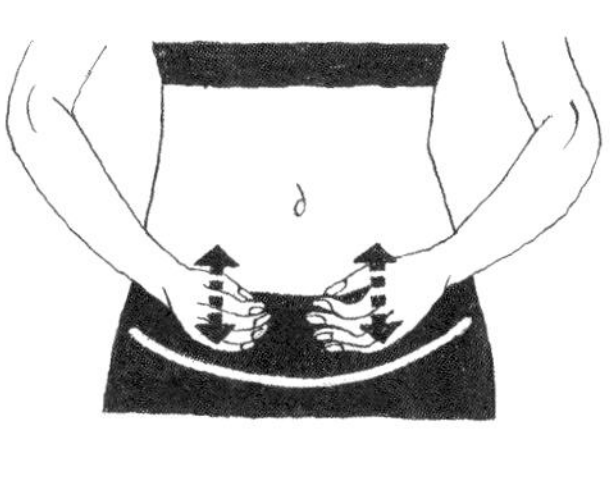

20回くらいからスタートして、様子を見ながら徐々に回数を増やしていくといいでしょう。

効用

小腸もみを習慣化すれば、内臓が活性化し睡眠が深くだけでなく、お通じが良くなったり、おなかが見た目にスッキリしてくるという嬉しい報告も沢山寄せられています。

動画をつけておくのでよければ参考にしてください。

【ふわふわ心休ませ法】がうまくできない人へ

本章で紹介した〈ふわふわ心休ませ法〉は毛穴から呼吸するイメージだと書きましたが、中には「毛穴で呼吸するなんてイメージができないわ」という方や、「身体の部位に意識しても何も感じないよ」という方もいらっしゃるかもしれません。人の身体を操作するときにイメージの力を使うのは一つの有効な方法ではあるのですが、人によって感じかたに個人差があるのも事実です。

もし〈ふわふわ心休ませ法〉の毛穴呼吸イメージがしにくい、あるいは身体の部位を感じにくいようであれば、次の方法を試してみてください。

〈パチパチ&ふわふわ心休ませ法〉

自分が意識を向けて感じたいなと思う部分を手のひらで「パチパチ」と叩いてみてください。例えば右の頬を感じたいなと思ったら（少し痛いですが）手のひらで数回パチパチと叩いて刺激し、そのあとまたリラックスして意識を向けてみてください。

きっとパチパチと叩いた右の頬の方が、叩いていない左の頬よりも「ジンジン」とか「ポカポカ」とかあるいは「スー」とした感じなど、何らかの感覚があるはずです。何かを感じたならば、そこに意識が向いているということなので、それだけで〈ふわふわ心休ませ法〉を行う助けになるでしょう。

右頬の血流が改善され、脱力と疲労回復が進んでいきます。このように自分が感じたいなという部位、感じ取りにくいなという部位をパチパチと叩いて刺激し、その部分の毛穴で呼吸する訓練をしていくと、だんだんと身体を感じる感度も、毛穴から呼吸するイメージのやり方もわかってきます。

身体のあちこちをパチパチと叩きながら練習してみてください。（もちろんあまり強すぎるのは身体が興奮してしまうので睡眠には逆効果ですよ）

さて、睡眠のカナメになる方法をポイントを絞ってご紹介してきましたが、その人なりの睡眠にかかわるお悩みは数多《あまた》あります。そのお悩みの声に届くように、解決策のおまけをつけました。

心のイライラや感情のしこりも睡眠には難題です。ぜひこの項で解消してください。

心のストレスを軽くする脱力法

眠る前に脱力することが大事だと理解できても、実際には昼間に体験した嫌なこと、ストレスを感じたことが思い出されてなかなか寝つけないこともあります。また一旦寝つけても、夜中に目が覚めて嫌な出来事を思い出し、目が冴えてしまうこともあります。いくら身体を整えても、心のストレスや興奮が私たちの眠りを妨げることは多々あります。そういう時にどうしたらいいのか、いくつか対処法をご紹介しますので、参考にしてみてください。

なかなか眠くならない時の心の脱力法

これは「特に悩みがあるわけではないけれど、なかなか寝つけない」という時に有効な方法です。悩みや心配事がないのにそれでも眠れないのは、まだ脳が昼間の興奮状態にあるからでしょう。眠りに入るための脱力というプロセスを経ていないために、寝つくことができないのです。

このような時、まだ布団に入っていないのならハーブティーを飲んだり、ソファーに寝転んで本を読んだりして脱力をつくることも有効です。心身を脱力させ眠気が増してきたところで布団に入れば眠りやすくなります。

しかしすでに布団に入ってしまった場合にも上手く興奮を収めて脱力状態に持っていく方法があります。それは自分が好きな映画や漫画のシーンを思い浮かべて楽しむことです。人は好きな映画などを見ている時、とてもリラックスすることができます。心も身体も力を抜いて楽しんでいる状態になります。あまり神経質にストーリーを再現しなくても良いです。むしろ自分で勝手にストーリーを作ったりしながら、ぼんやりと好きなように楽しめばいいのです。そうすれば心の脱力状態が生まれて、知らぬ間に眠ってしまうことがあるかもしれません。

実は私自身が寝つけない時、この方法を使って眠りについています。お試しください。

「怒り」や「悲しみ」で興奮している時の心の持ち方

昼間に誰かにひどい仕打ちをされたり、心を傷つけられた時におすすめの方法です。

人の心の「怒り」「悲しみ」のエネルギーは相当に強力です。なんとか忘れよう、心から追い出そうとしても、こういう負の感情を昇華することは誰にとっても至難の業です。また一見うまく忘れられたと思っても、案外心の奥底にしつこく残っているもので、そう簡単には消えてくれません。そしてこういう負の感情は無意識下で私たちの交感神経を刺激し続け、眠りにつくことを妨げようとするので、不眠対策として「怒り」「悲しみ」の対処は避けて通れないものといえます。

このような「怒り」「悲しみ」に自分の感情が支配され眠れないときに一番行ってはならないのが、その感情の原因となっている人や対象のことを思い出し、考えることです。その人や対象は（その時点では）あなたにとって不眠の元凶でしかないので、思い出せば出すほど「怒り」や「悲しみ」の感情が湧き出してきて益々寝つけなくなります。できるだけその人のことを考えないよう、思い出さなくていいようにしなくてはなりません。

ではその人のことをどうすれば考えずに、思い出さずに寝つけるのでしょうか。私が不眠の皆さんにおすすめしている方法は「ありがとう」と言える対象を思い浮かべて探すことです。そして心の中で実際に「ありがとう」と言って回るのです。世の中は狭いようで広いですから、きっとすべての人があなたにとって敵ではないはずです。あなたのことを頼ってくれる人、守ってくれる人、支えてくれる人、応援してくれる人がきっといると思います。そういう人を一人一人思い出して「いつもありがとう」と心の中で言って回るのです。

もしそんな人は一人もいないよというのであれば、愛想よく接客してくれた店員さんでも良いです。ペットの犬でも良いです。部屋に飾った花でも良いです。大事な車でも、お気に入りのブーツでも良いです。自分にとっても好ましいもの、ありがたいものを思い出して、ゆっくりと心ゆくまで「いつもありがとう」と言う夜の楽しみを作りましょう。

人というものは同時に二つのことを考えることが苦手です。「いつもありがとう」に気を向けている間は「うらみつらみ」や「悲しみ」から離れることができますし、その間に交感神経から副交感神経に切り替わって眠気を呼び起こすことができます。

ぜひお試しください。

「早く寝ないと明日が辛いのに」と焦る時の心の持ち方

夜中に何度か目が覚めて「眠りが浅いのかしら」と心配になった時、一度目が覚めると再び寝つけなくて「このまま朝まで眠れないのかしら」と焦る時の対処法をご紹介します。

まず夜中に目が覚めることに悩んでいる人に知っておいてほしいのは、グッスリ熟睡している人でも、意外に夜中に何度か目が覚めていることも多いということです。

本人も覚えていないけれど、目が覚めたり再び眠ったりするのが本当は普通の睡眠なのです。

皆さんに思い出してほしいのは、本書の冒頭でご紹介したレム睡眠とノンレム睡眠のグラフです。人の睡眠は平均1時間半ごとにレム睡眠という浅い睡眠状態になりますが、皆さんが夜中に目を覚ましてしまうのは、基本的にこのレム睡眠のタイミングです。

夜泣きのたびに赤ちゃんに起こされる親や宿直でナースコールの対応をする看護師さんなどを除けば、ほとんどの人は浅いレム睡眠の時にだけ目が覚めます。そしてこれはまったく問題がないのです。なぜならレム睡眠の後にはまた深い眠りのノンレム睡眠がやってくるのですから、ぼーっとして待っていればいいのです。一晩に4～5回はレム睡眠がやって来ますから、そのくらいの回数目を覚ましても大丈夫！なのです。

むしろ問題なのは、「また目が覚めてしまった」と不安に思うこと。不安が交感神経を刺激し、その後のノンレム睡眠への移行を邪魔し、再び寝つくのが困難になります。こういう時は次のように自分に言い聞かせ、自己暗示をかけてください。「今はレム睡眠で目が覚めるタイミングなだけ。4～5回目が覚めるのは正常範囲。大丈夫」

と。そして実際に大丈夫なのです。

どうしてもストレスが消えない、寝つけない時の対処法

これらの方法を試してみても、心の不安が消えない。不安に駆られて眠りにつけないという方に最後の手段をお伝えしましょう。

どうしても何をしても寝つけないという時、その時に私たちができる最後の手立ては一つしかありません。それは「明日挽回する」という方法です。「なんだそれ～」とずっこけられた方もいらっしゃるかもしれません。でももう最後の最後はそれしかないのです。お手上げするのも一つの方法です。

しかし睡眠にはそのお手上げにも救いがあります。というのは、人は必ず疲れた分だけ眠らなくてはならないという自然の摂理があるのです。眠らずに生きていくことはできないのです。ですから例え今日眠れなかったとしても、眠り足りない分の疲れは消えてしまうわけではなく、翌日に持ち越しとなります。もちろん翌日は寝不足でつらいかもしれませんが、そのまま昼寝をしないで夜を迎えれば、身体は前日の分まで眠って疲れを解消しようとします。時代劇やドラマで水をかけて眠らせない拷問

シーンがありますが、本当に眠らないで1日2日たつと、そのくらいされないと起きていられないくらいに眠気が積み重なっていくのですね。人はその気になれば1〜2週間くらい断食をできますが、断眠は3日とできません。そういう生き物なのです。

ですからなかなか寝つけない時、夜中に目が冴えてしまった時、さらに本書のメソッドを実践してみてそれでも眠れない時は、「今日の睡眠不足は明日の眠りの貯金だ。明日はよく眠れるぞ」と自分に言い聞かせ割り切ってください（そうすれば意外に心が落ち着いて眠れるものです）。

今日の眠りは明日への睡眠貯金となり必ず取り返すことができるのです。

もちろんこういう不眠状態が慢性化しているならば、第4章でお伝えした「心地よい疲れ方」にじっくりと取り組むことで、徐々に睡眠体質に変えていくこともできます。人は睡眠不足で死ぬことはありません。体質もきっと変えていくことができます。

◉追補❷

【お悩み別最強の〝眠活〟アドバイス】

さらに追補として、お悩み別に眠活アドバイスを付けました。世間で知られている様々な眠活メソッドと、本書で紹介してきた整体観点からの強力な眠活メソッドを組み合わせて、あなたの不眠タイプに合わせた眠活アドバイスを提案します。組み合わせて、自分の悩みにジャストフィットする方法を見つけてください。またまわりの不眠で悩む人にも、その人に合うアドバイスしてあげてください。

【なかなか寝つけない人へ】

布団に入ってもなかなか寝つけない原因として考えられるのは、「心身が過剰に疲れて興奮状態にある」か「そもそも睡眠を欲するほど心身が疲れていないか」のどちらかです。どちらも眠りに必要な深部体温の低下が行われず副交感神経の働きが弱いので眠気が起こってこないのです。

このような人はすでに本章でご紹介したメソッドが特に有効です。

●〈上半身ストレッチ〉●〈ふわふわ心休ませ法〉●〈おなか脱力呼吸法〉●〈その他〉ぬる湯の半身浴・足湯

まず布団に入る前に〈上半身ストレッチ〉を行います（眠りにつく1～2時間くらい前がおススメです）。そして〈上半身ストレッチ〉を充分行って上半身をゆるめた状態で布団に入ったら、〈おなか脱力呼吸法〉を行います。この時にはすでに深部体温も下がり始めているのでいつもよりも寝つきやすくなっています。また他には深部体温の低下を促すという意味で寝る前のぬる湯の半身浴や足湯なども有効です。心身が興奮しては逆効果なので、寝る直前には熱湯の長湯にならないように気をつけてください。

【夜中に目が覚める人へ】

夜中に何度も目が覚めることで悩む人は少なくありませんが、実際のところ5、6回目が覚めるのは実はまったく問題がありません。一晩で数回やって来る浅い眠りつまりレム睡眠の時に目が覚めるのはごく正常な睡眠の範囲なのです。

もちろんレム睡眠の時にも目が覚めないほうが眠りは深いので良いのは間違いありませんが、覚めたからと言って心配することはありません。また深い眠りのノンレム睡眠の波がやってきてあなたを再び眠りの世界へといざなってくれるのですから。

もし夜中に目が覚めたら、本章のメソッドを試してください。よりスムーズにノンレム睡眠に入っていけるでしょう。

●〈ふわふわ心体ませ法〉もしくは　●〈おなか脱力呼吸法〉

浅いノンレム睡眠の時間は、おおよそ10分から30分くらいの間です。自分の感覚ではもっと長い時間起きているように思っても、実は10分くらいで眠っていることが多いものです。ですからあまり余計なことをせずに、〈ふわふわ心休ませ法〉か〈おなか脱力呼吸法〉のどちらか気持ちいい方を実践して再びくる眠気を待ちましょう。

また夜中にトイレに行きたくなるのもこのタイミングです。そういう時はトイレに立ってまた布団に入ればまったく問題ありません。ただその際にはあまり明るく照明をつけないことです。スマホなどを触ると一気に目が覚めてしまいますから避けましょう。喉が渇いていたら水を飲んでも問題ありません。

ただしお湯や氷水は目が覚めますから、常温の水が良いですね。トイレや水分補給を終えたらすぐに布団に戻り、〈ふわふわ心休ませ法〉もしくは〈おなか脱力呼吸法〉をして眠気を待ちます。

歳を取るにつれて夜中に目が覚める頻度が増えるのもまた自然なことです。繰り返しになりますが、一晩で5〜6回目が覚めるのは問題ありません。心穏やかに布団に入ったまま目を閉じ、〈ふわふわ心休ませ法〉か〈おなか脱力呼吸法〉を行ってください。

また夜中に目が覚めると再び眠りにつくまでに時間がかかる、あるいは朝までそのまま眠れないという人は、眠りにつく前に〈お白湯《さゆ》おなか温《あたた》めマッサージ〉を行っておくことも有効です。腎臓をもんでおくと昼間の疲れがよく循環し、眠りを深くする助けになります。


【身体が冷えて眠れない人へ】

身体が冷える、特に手足の末端が冷えて眠れないという人は、深部体温を上手く下げられない人です。赤ちゃんや子供がそうであるように、人の身体は眠りにつく前に手足がポカポカと温かくなるものです。これは脳と内臓の熱をさげるために、温かい血液を手足の末端に送っているのです。身体が冷えて眠れない人は次の取り組みを行ってください。

●〈上半身ストレッチ〉●〈おなか脱力呼吸法〉●〈お白湯《さゆ》おなか温《あたた》めマッサージ〉小腸もみ　●〈その他〉はらまき、湯たんぽ

第2章で説明した通り、深部体温を下げるには、最大の血液の通り道であるおなかとのどを柔らかくほぐしてあげることが大切です。〈上半身ストレッチ〉でのど周りを、〈お白湯《さゆ》おなか温《あたた》めマッサージ〉の小腸もみでおなかをほぐしておいた上で、布団に入ってから〈おなか脱力呼吸法〉を行うと深部血流の向上が期待できます。

冷え性の程度にもよりますが、寝る前に30分から1時間くらいかけてじっくりと取り組んでみてください。面倒だなと思うかもしれませんが、冷え性以外にも肩こりや頭痛、肌荒れなどにも効果が得られるので、やる価値はあると思います。

またはらまきや湯たんぽも効果的です。冷え性の人は末端だけではなく、おなかや太ももも冷えていますから、まずはそこを温めるのです。湯たんぽは内ももに挟んで眠ると良いでしょう。おなかと内ももを温めると血流が良くなって末端まで血液が行きわたり、冷えが改善します。深部体温も下がって寝つきが良くなります。

末端冷え性の人は、冷えた手足ばかり温めようとします。それも間違いではありませんが、冷えの大元はおなかや内ももにあるので、そこから温めるのが本当の正解です。

【身体のどこかが痛くて眠れない人へ】

例えば頭が痛い、おなかが痛い、背中が痛いなどで眠りが浅い人がいます。痛みは寝つきを悪くし、ようやく寝つけても睡眠中に思い出したように痛んだりうずいたりして睡眠を妨害してしまいます。こういう人はどうすればいいのでしょうか。

仮に頭が痛いというのであれば、その原因は胸から頭への血行不良（脳の充血あるいはその逆の虚血）という可能性があります。あるいは首や肩の重度のコリである可能性もあります。眠れないほど背中がうずくようであれば、胃やすい臓、肝臓、腎臓、腸など内臓に問題がある可能性が高いものです。胸が苦しくて眠れないのであれば、心臓や肺、あるいは食道などに深刻な問題が潜んでいる可能性もあります。
つまりこれらはもはや睡眠問題ではないということができます。心臓やすい臓などが痛んでいるのであれば、睡眠だけではなく、生きていくこと自体に支障があるということですから、放置しないでちゃんと検査をした方が良いですね。病院に行きしかるべき診察を受け、問題があれば治療を受けることが必要かもしれません。病院で検査をしても異常が見当たらず、それでも不調が消えないのであれば、私のような民間療法の専門家に相談することもできます。「痛みで寝られない不眠」は身体からの深刻な警告だと思います。放置して手遅れにならないよう、専門家のところへ相談に行きましょう。

【夜勤や介護、育児で夜にしっかり眠れない人へ】

病院や介護施設、夜間業務での変則勤務や夜勤で、決まった時間に寝られないという人も少なくありません。あるいは育児中の親御さんで子供の夜泣きで何度もおこされると悩む人、子供のお弁当作りなどで朝が忙しく、自分の睡眠時間を充分にとれない人もたくさんいます。こういう「夜中にまとまった睡眠時間を取れない人」へのアドバイスをしましょう。まず次の取り組みを行ってください。

●〈ふわふわ心休ませ法〉●〈おなか脱力呼吸法〉●〈その他〉昼寝、小分け寝

すでに第1章で紹介した通り、私たちは1日7~8時間睡眠をとることで一日の疲れを完全に回復させ、元気な翌日を迎えることができます。また睡眠にはレム睡眠―ノンレム睡眠という1時間半ごとのリズムがあるので、これをなるべく崩さないようにすることも大事です。

ただ夜中に何度も起こされても、すぐに寝られるようであればあまり心配することもありません。例えば忙しく働きまわっている看護師さんや、授乳中のお母さんなどは慢性的に疲れていますから、変則勤務でも、夜中に何度起こされても、またすぐに寝つけるかもしれません。そういう人は一日トータルの睡眠時間を確保できていればあまり問題ありません。

最も怖いのは、一度起きてしまって心身が興奮状態になり、目が冴えて眠れなくなる人です。例えば2時間寝ただけで起こされ、そのまま起きてしまうようなことを繰

り返すと心身が病んでいきます。そういう人はなんとかして再び眠りに入りたいものです。

不規則睡眠でなかなか寝つけない時、再びいつ起こされるかわからなくて神経が高ぶって寝つけない時に有効なのは〈ふわふわ心休ませ法〉と〈おなか脱力呼吸法〉です。神経が高ぶって寝つけないのは、自分の身体が疲れていることを自覚できていないからです。それを〈ふわふわ心休ませ法〉で感じ取り、〈おなか脱力呼吸法〉の呼吸の力で興奮をおさえていくのです。〈ふわふわ心休ませ法〉も〈おなか脱力呼吸法〉も何度やってもやりすぎで副作用などありませんから、夜中にあるいは日中に起こされるたびに実践してみれば良いでしょう。自分の疲れと向き合いながら介護や育児に向き合うことで、短時間睡眠でも効率の良い眠りを実現できます。

また一日のトータル睡眠時間もできるだけ7時間に近づけていきましょう。夜中に4時間しか寝られなかったら、昼間に2〜3時間程度の昼寝をとるのも良いです。まとめて昼寝の時間を取れない人は30分を3〜4回小分けにして寝ても良いです。「寝るのも仕事の内」と自分に言い聞かせ、寝ても問題ない環境（人の助けを借りるなど）を確保してせっせと昼寝、小分け寝を行いましょう。

【寝ても疲れがとれない人へ】

最後はしっかり寝ても疲れが抜けないという人へのアドバイスです。寝不足で疲れが抜けないのなら納得も行くでしょうが、しっかり寝ても疲れが抜けない、翌日に疲れが持ち越されるのなら「これ以上何をすればいいの？」と言いたくなりますね。大丈夫です。まだできることがあります。しかもしっかりと疲れを抜く方法があります。安心して実践してみてください。

寝ても疲れが抜けない人へ本章からのアドバイスはこの3つです。

●〈お白湯《さゆ》おなか温《あたた》めマッサージ〉●〈ふわふわ心休ませ法〉●〈その他〉食事療法

7時間、8時間寝てもまだ疲れが抜けない人は、その睡眠時間の中で身体の回復が完了していないということです。特に肝臓の疲労が抜けていません。よってこれらの回復を助けてあげるメソッドが有効で、それが〈お白湯《さゆ》おなか温《あたた》めマッサージ〉です。

まず朝起きたら布団から出る前に、〈お白湯《さゆ》おなか温《あたた》めマッサージ〉を行います。疲れが残り重だるい朝だとは思いますが、それでも腎臓、胃、胆のう、大腸、小腸、膀胱と第3章の通り順に行ってください。終わったら布団から出て、朝の内にできるだけたくさんのお白湯《さゆ》を飲みます。（朝ご飯は抜く方が良いです）

朝に〈お白湯《さゆ》おなか温《あたた》めマッサージ〉を行い、たっぷりと白湯《さゆ》を飲むことで、前日の疲れをあぶりだし、午前中の内に尿として体外に排出することができます。つまり夜中に行われるべき疲労回復の積み残しを、翌朝の午前中に完了させてしまうのです。これによって起きてから2時間3時間と経つうちにだんだんと身体から疲労が抜けていき、身体が軽くなっていきます。

そのまま一日を過ごし夜を迎えたら、眠りにつく前にもう一度〈お白湯《さゆ》おなか温《あたた》めマッサージ〉で一日の内臓の疲れをしっかりと癒すことがまず大事です。朝の疲労感の元の多くは内臓ですから、睡眠中にしっかりと回復されるように事前にほぐしておくのです。その上で〈ふわふわ心休ませ法〉で身体全体の疲れへの意識を向けておきます。これも特に筋肉の疲れの回復に効果を発揮します。この〈お白湯《さゆ》おなか温《あたた》めマッサージ〉と〈ふわふわ心休ませ法〉の合わせ技で、睡眠中の疲労回復の下準備をしておくのです。もちろん布団に入ってからの〈おなか脱力呼吸法〉も大事ですよ。

また寝ても取れない疲れの対策として食事療法は重要です。本書第3・4章で詳しく書きましたが、疲労感の元は肝臓であり、この肝臓を傷めているのは「糖分」と「脂肪分」です。甘い食事やスイーツ、こってりしたソースやスープ（カレーやラーメン）などが過剰な糖分、脂肪分となって肝臓に蓄積され、肝臓の肥大と炎症を作っています。これらは睡眠でもなかなか解消されないので「翌朝の疲れ」の元凶となっているのです。〈おなか温めマッサージ〉や〈ふわふわ心休ませ法〉はその元凶を解消していく強力なツールではありますが、そもそもの元凶を減らす努力があってこそより効果を発揮します。砂糖や油分の摂取量を減らすように生活を見直すこともまた大事な眠活、睡眠体質作りだと理解してくださいね。

さらに一度ため込んだ肝臓の脂肪分を減らすためにウォーキングなどの有酸素運動も大事です。本書で紹介した強力なメソッドたちと、食事や運動などの生活改善を同時に進めることで、本当の眠活、睡眠力の強化、向上が進んでいきます。

最後に睡眠力とは……

この本を手に取られたあなたは、深い睡眠ができる「睡眠体質」にご興味があると思います。あるいは睡眠薬をやめたいと願っている方もいらっしゃると思います。

その「睡眠体質」を作っていくために、私たちがするべきことは、昼にできるだけ頭と心と身体を使うこと。そして夜の時間はできるだけゆっくりすること。

この昼と夜のメリハリがついてくると、だんだんと夜中に深く眠れる「睡眠体質」が出来上がっていきます。逆に言えば、昼にあまり疲れることを避け、夜にゆっくり脱力する時間を持たないまま、ただ「寝よう」「眠ろう」としても、質の良い睡眠は得られないものです。

もし今あなたが今なんらかの慢性的な体調不良を抱えているならば、その原因はきっと体質にあるはずです。内臓の働きが悪い、血流が悪い、ホルモンの働きが悪い、そのような体質の問題がさまざまな慢性不調を引き起こしていることを私はずっと整体を通して見てきましたが、そしてそれは不眠体質にも関係してきます。

つまり不眠を根本的に改善する為には、身体全体の体質改善をしていくことが必要であるということです。

本書で紹介してきたさまざまなメソッドは、本来体質改善を目的として私が考案したものです。内臓を整え強くする、血流を良くする、硬くなった筋肉や関節を柔らかくする、それらはすべて体質改善につながります、

どんな人も歳をとるにつれて、なんらかの体調不良を抱えて生きているものです。「なんとなく変だな」「不快だな」「辛いな」と思いながらも、ある程度まで我慢して不調を抱えたまま「歳を取るとしかたがない」と自分に言い聞かせ日々を過ごしていきます。

でも本当は、ほとんどの不調は改善、解消することができるのです。それは不眠も同じです。不眠も不調の一つであるならば、体質改善によって必ず克服することができます。

つまるところ私たちの一日は、昼の活動、夜の脱力、そして夜中の睡眠の3部構成です。どれも元気で健やかに生きていくためにはおろそかにすることはできません。ひとつでも欠けると、全体のバランスが崩れて、それは不眠という形で現れてきます。

昼間に一生懸命動いて働いて、夜はゆっくりくつろいで脱力し、夜中は深く眠る。この繰り返しによって私たちの心身は健全さを保ち、明日への鋭気を養っていくことができます。

本書はただ単に「こうすれば眠れるよ」という睡眠本を作ろうとしたのではなく、本当の眠活つまり生活のあり方、体質改善を通した身体への向き合い方、そして自分の心への向き合い方、つまり「生き方」について皆さんと一緒に考えるために作った本です。

私たちの身体はまだまだ良くなる可能性を秘めています。不調を克服する力も秘めています。もっと深く眠り、より楽しく元気な日常を過ごす道がちゃんとあります。

一気に全部行わなくていいですから、できることから一つだけでも続けてみて、睡眠体質を作っていきましょう。「本当の眠活」で睡眠力をつけ、そして最高の人生への第一歩を歩みだしましょう。

あとがき
命はなぜ眠るのか

私は人の身体を相手にする整体師ですが、好んで動物や植物を観察します。意外に彼らをみていると整体のヒントを得られることが多いからです。せっかくの睡眠本のあとがきですので、そんな他の生き物たちの眠りについて一緒に想いを巡らせてみましょう。

木や虫は眠るのでしょうか。虫がじっとしているのは眠っているのでしょうか。線虫のような原始的生物も眠るのでしょうか。これらについて様々な研究がありますが、ここでは昆虫も木々も眠っていると考え話をすすめたいと思います。動物も植物も、この星に生きている命たちはなんらかの形で眠っているのです。きっと。

私は冬の葉を落とした木を見るのが好きです。冷たい空気に冷やされないよう葉を落とし、外気に触れる表面積を減らして寒さをじっとこらえています。そして秋に精一杯ドングリを落として疲れた身体を癒しています。

でも目に見えない土の中の様子は違うかもしれません。土中深くは冬でも外気ほど冷えてないので、きっと木々はせっせと根をのばしているかもしれません。いや、きっとそうなのでしょう。なぜなら春を迎えたら木は枝葉を広げ、幹を太くしなくてはなりません。その時に根がしっかりしていないと頭でっかちになって倒れてしまうからです。だから冬の木はじっとしているようで、春に備えてせっせと一生懸命に根を伸ばしているに違いないのです。

そんな風にみると、きっと夜の木も同じなのでしょう。昼の疲れを癒しながら同時に翌日の成長に備えて根っこを伸ばしているのではないか。そんな風に想像すると、凍てつく冬の日々でも何もしていないようにみえる夜の睡眠にも、命にとって無駄な時間など1秒もないのですね。

イルカや渡り鳥も面白いですね。ずっと飛んでいる。ずっと泳いでいる。いったいいつ眠るのだろうと思っていたら、半球睡眠と言って脳を半分ずつ交代で休ませながら動き続けているらしいです。すごい技をもっているなあと、やっぱり生きていくことは簡単じゃないのだなあと感心すると同時に、それでもどうしてでも生き物は必ず眠らなくてはいけないのだなあと思い知らされます。

このように考えていくと、私たち人間にとって眠りとはどういうものなのでしょう。人間に近いライオンやサルなど哺乳動物の眠りは、おおよそ本書で書いてきたとおりです。つまり起きている間に傷み疲れた脳、筋肉、骨、内臓、血液などを癒し、翌日の活動準備をしています。例え夜行性であっても昼行性であっても、睡眠の役割は同じはずです。

また記憶や感情の整理もしています。子キツネを失った母キツネがまた翌日から前を向いて生きていくことができるのは、睡眠中に悲しみの感情を整理しているからです。だから母キツネはまた次の日も獲物を狩り、新しい命を宿していくことができます。人間の睡眠も基本的にはライオンやサルやキツネたちと同じでしょう。

ただ人間の睡眠には他の動植物にはない別の意味があるような気がします。私たち人間は、文明の力で世界を思うようにコントロールできるようになりました。大地を削りビルを建て、飛行機で空を飛び宇宙にも飛び出せるようになりました。遺伝子を組み換え、都合のいい作物を生み出すこともできるようになりました。それはある意味、この地上の神のごとき振る舞いにも見えます。でもそんな神のごとき人間にも唯一思い通りにならない世界があります。そう、睡眠の世界です。

昼に何を食べるか、どこへ行くかを自由に決められても、夜にどんな夢を見るかは決められません。なかなか寝付けないとき、夜中に目が覚めて再び寝付けないとき、私たちは打つ手がなくて途方にくれます。昼の活動は思い通りに運んでも、夜の睡眠はどうしようもないのです。自分たちの意思の力が働かない無意識の世界なのです。

私たち人間は、昼の世界で少し傲慢になりすぎてはいないでしょうか。電車は定刻通りに来なくてはならないし、ご飯は美味しくなくてはならないし、病気は治らなくてはならない。そうでないと納得いかずに腹が立つ。誰かを責めたくなる。何事もうまく運ぶべきであって、世界は安全で快適で便利でないと許されないのです。

でもほんとうはそうじゃないのだよ。カエルが明日ヘビに食べられるかもしれない今日を過ごしているように、生きるということは思いどおりにいかないことがたくさんあるのだよ。だから生きていることだけでも感謝しようよ。安全な寝床があるだけでも幸せじゃない。そんなことを私たちに思い出させる役割が睡眠にはある、そんなふうに思えてなりません。

また私たち人間は、睡眠をとおして命の働きを理解することができます。動物はただ寝て起きて食べて交わって寝るだけですが、私たち人間は睡眠中に何が起こっているかを学ぶことができる。眠っている間にこんなにも身体は働き、癒し整えてくれるのだと、命はこんなにも自分の心身を守り高める働きがあるのだと、はるか昔の祖先からだんだんと命の進化が積み重なってきたおかげだと。なんとすごいなあと感動し、今ある自分の身体に感謝することができる。朝起きてリフレッシュした心身から睡眠の意味を知る。命の働きを知る。そんなことができるのは人間だけです。

人間は本質的に傲慢な生き物だと思います。おなか一杯食べたいという願いが満たされたら、もっと美味しいものを食べたいと願い、それも満たされたら世界中の美味しいものを食べ尽くしたいと願うようになります。こうして満たされない欲望が広がり、ぶつかり合って最後は戦争になります。

そんな人間だからこそ、睡眠を大切にしたいと思うのです。睡眠を大切にするというのは、この本で書いてきた通り「質の良い睡眠」を実現していくことであり、同時に「思うままにならないものとどう向き合うか」を考え生きていくことでもありましょう。私はこの本を書きながらそんな学びを得ました。そしてこれは皆さんにお伝えしておかなくてはと思った次第です。

最後に一言！「睡眠はやっぱり大事」です。

巻末になりましたが、本書で紹介している呼吸法は、櫻井寛先生が開発された「ハート呼吸法」を元にしています。先生のこれまでのご研究に敬意を表し、ここでお礼申し上げます。

また本書の刊行にあたりいつも私の著書を楽しみにしてくれる奇特な三宅弘晃ファン？の皆様に厚く御礼を申し上げます。そして私が大好きな紙の本の文化を守ってくださる出版業界、印刷業界、流通業界の皆様、全国津々浦々で本を伝えてくださる書店と図書館にお勤めの皆様に心より感謝を申し上げます。

また本書において目が覚めるような温かく情感の伝わるイラストを描いてくださった種村国夫先生、推せん文を寄せてくださったアクア・メディカル・クリニックの寺田武史院長先生、何度も変更にお付き合いくださったデザイナー様、校正様、そしてなにより根気よくお付き合いお導きくださった青萠堂の尾嶋四朗様に特に御礼申し上げ、巻末の挨拶とさせていただきます。

三宅 弘晃

参考文献

『睡眠教室　夜の病気たち』宮崎総一郎・井上雄一／新興医学出版社
『朝型勤務がダメな理由』三島和夫／日経ナショナルジオグラフィック
『動物たちはなぜ眠るのか』井上昌次郎・青木保／丸善
『ヒトはなぜ眠るのか』井上昌次郎／筑摩書房
『眠る秘訣』井上昌次郎／朝日新書
『「快眠」最強の知恵』井上昌次郎／すばる舎
『あなたはなぜ眠れないのか』井上昌次郎・高橋康郎／東京書籍
『なぜ、人は病気になるのか？』寺田武史／クロスメディア・パブリッシング
『寝たら治る』松井重信／SSコミュニケーションズ
『働くあなたの快眠地図』角谷リョウ／フォレスト出版
『心の病を治す食事・運動・睡眠の整え方』功刀浩／翔泳社
『毎日ぐっすり眠れる5つの習慣』坪田聡／三笠書房
『いびきと睡眠時無呼吸症候群の歯科的治療』中川健三・市岡正彦／砂書房
『白隠禅師　健康法と逸話』直木公彦／日本教文社

『10分ごろ寝で10年長生きできる！』瓜田純久／扶桑社
『眠りの科学への旅』ジム・ホーン／化学同人
『図で理解する眠りと夢』杉田弘道／風詠社
『眠っているとき、脳では凄いことが起きている』ペネロペ・ルイス／インターシフト
『眠れないあなたに』塩見利明／毎日新聞社
『小林式 最強の習慣35』小林弘幸・小林暁子／河出書房新社
『眠る投資 ハーバードが教える最高の睡眠法』田中秦多／アチーブメント出版
『ゴロ寝リセット！』矢間あや／飛鳥新社
『眠りと体内時計を科学する』大塚邦明／春秋社
『枕博士が教えるこれからずっとぐっすり眠れる枕の本』奥山隆保／幻冬舎ルネッサンス
『熟睡する技術』古賀良彦／メディアファクトリー
『不美人習慣を3日で整える熟睡の練習帳』小林麻利子／G.B.
『眠れなくてつらい！を解決する本』対馬ルリ子／小学館
『眠るが勝ち』南雲吉則／幻冬舎
『今度こそ「快眠」できる12の方法』内山真監修／CCCメディアハウス
『眠りのヨガ』綿本彰／新星出版社

著者紹介

三宅 弘晃(みやけ ひろあき)

1972年滋賀県生まれ。大阪外国語大学外国語学部英語学科卒。整体院「ハラ揉みわごいち」主宰。「おなかの学校」主宰。一般社団法人丹足普及協会・千照館監事。開業当初からゴッドハンド整体師としてテレビや女性誌等で取り上げられ、腸セラピーブームの火付け役となる。「治癒力の源はおなかにあり」を信念に、施術および研究に没頭し「ハラ揉み術」を完成させる。本書は、睡眠に「おなか」の健康が深く関わっていることを突き止め、誰もが「睡眠力」をつけられる実践法を初めて披歴した。著書に『「おなか美人」ダイエット』(中経出版)『「おなか白湯もみ」健康法』(ワニプラス)『整体院経営百科』(アートヴィレッジ)ほか。

睡眠体質《すいみんたいしつ》は自分《じぶん》でつくる
最強《さいきょう》の睡眠力《すいみんりょく》

2023年2月1日　第1刷発行

著　者　三宅《みやけ》 弘晃《ひろあき》
発行者　尾嶋 四朗
発行所　株式会社 青萠堂

〒162-0812　東京都新宿区西五軒町10-1 柳沢ビル3F
Tel　03-3260-3016
Fax　03-3260-3295
印刷 / 製本　中央精版印刷株式会社

落丁・乱丁本は送料小社負担にてお取替えします。

ISBN978-4-908273-28-5 C0047